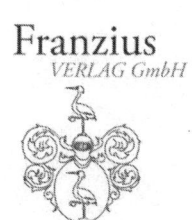

Franzius
VERLAG GmbH

www.franzius-verlag.de

Erkenntnisreiche Literatur,
die zum Nach- und Mitdenken anregt
und lösungsorientiert ist.

Manchmal ist das Leben echt zum Kotzen
Wie ich meine Essstörung besiegte

Nina Federlein

Manchmal ist das Leben echt zum Kotzen
Wie ich meine Essstörung besiegte

Ein Buch aus dem FRANZIUS VERLAG

Buchumschlag: Irina Bolgert, Bookdresses
Lektorat/Korrektorat: Petra Liermann
Satz, Herstellung und Verlag: Franzius Verlag GmbH
Druck und Bindung: SDL, Berlin

ISBN 978-3-945509-10-4

4. Auflage

Alle Rechte liegen bei der Franzius Verlag GmbH
Hollerallee 8, 28209 Bremen

Copyright © 2017 Franzius Verlag GmbH, Bremen
www.franzius-verlag.de

Die Deutsche Nationalbibliothek verzeichnet diese Publikation in der Deut-
schen Nationalbibliografie; detaillierte bibliografische Daten sind im Internet über http://dnb.dnb.de abrufbar.

Inhaltsverzeichnis

Vorwort

Wenn mir nur damals jemand gesagt hätte, alles wird gut, du wirst deinen Platz in dieser Welt finden! Ich glaube, vieles wäre einfacher gewesen. Aber da war niemand, der mir das mit Gewissheit hätte sagen können, wie denn auch!

Heute bin ich glücklich verheiratet und mein Mann sagt und zeigt mir allein mit seiner Gegenwart jeden Tag wieder: Alles ist gut, alles bleibt gut! Dafür liebe ich ihn!

Meine zwei wunderbaren Jungs sind für mich mein lebender Beweis, dass sich der Kampf gelohnt hat, dass mein Leben einen Sinn hat, und dass jeder Tag für sich lebenswert ist.

Mit diesem Buch möchte ich Betroffenen und Angehörigen von Betroffenen Mut machen und zeigen: Es lohnt sich, es gibt ein Leben danach und es ist wunderschön!

Jeder Essgestörte hat seine eigene Geschichte.

Dies hier ist meine:

Teil 1: »Ach ja, ich hab Magersucht«

Wie viele andere war auch ich lange Zeit auf der Suche nach dem Grund oder dem Auslöser für meine Erkrankung. Beim täglichen »Kampf ums Überleben« war die Ursache allerdings nicht wichtig. Aber im Rückblick auf die Jahre mit der Essstörung gibt es für mich dieses eine Erlebnis, das ich als den Beginn meiner Krankheit empfinde:

Heute ist Montag, also steht kein Reiten an, weil da Ruhetag im Stall ist, aber das macht nichts. Mausi – mein Pony – muss eh noch stehenbleiben, sie hatte vor drei Tagen eine ganz schlimme Kolik und heute kommt der Tierarzt, um sie sich noch einmal anzuschauen.

Hoffentlich kann ich dann bald wieder auf ihr reiten!

Im Stall ist es ruhig, wie immer montags, keine Reitschüler und um die Zeit am Nachmittag arbeiten die meisten Erwachsenen noch, also bin ich, außer dem Pferdepfleger, allein.

Der Tierarzt ist noch nicht da, ich geh mit Mausi erst mal raus zum Putzen und Striegeln - ich genieße das! Da erzähl ich ihr, was in der Schule so war, wie ich mich mit den anderen gerade so verstehe oder welchen Jungen ich toll finde ...

Sie ist einfach meine engste Vertraute in dem ganzen Freundschaftsdschungel.

Luisa ist jetzt auch gekommen, sie will ihren Cellini heute nur longieren und geht schon mal in die Halle, als der Tierarzt endlich kommt.

Ich gehe mit Mausi in die Stallgasse, der Tierarzt hört sie ab, nickt recht zufrieden und meint: »Naja, noch ein paar Aufbauspritzen, dann kann sie wieder langsam bewegt werden und fressen darf sie dann ab heute Abend auch wieder. Ab morgen kannst du dann langsam wieder mit der Reiterei anfangen.«

Ich halte Mausi gut fest, damit sie bei den Spritzen ruhig bleibt und nach der fünften Spritze ist der Arzt dann endlich fertig.

Und dann geht alles so schnell und doch auch so unendlich langsam, so irreal wie in einem Film:
Der Arzt will gerade gehen, da fängt Mausi an, mit den Vorderbeinen einzuknicken, rappelt sich wieder auf, stakst ein, zwei Schritte weiter, knickt wieder ein. Dieses Geräusch vom Klappern ihrer Hufeisen auf dem

Stallboden, wie Mausi immer wieder wegrutscht, weiterkämpft, wieder wegknickt, das werde ich nie mehr vergessen! Dieser Todeskampf scheint ewig zu dauern, irgendwann ist es aber dann doch vorbei – Mausi fällt endgültig in sich zusammen und bleibt liegen.

Ich sitze neben ihr, ihren Kopf auf meine Beine gebettet und streichle sie – ich habe keine Ahnung, was da gerade passiert ist, aber als ein grauer Schleier über ihre Augen zieht und sie aufhört zu blinzeln und zu schnaufen, da weiß ich instinktiv: Es ist vorbei und keiner kann sie mehr retten.

Mausi ist tot, gestorben in meinen Armen. Meine beste Freundin, meine Vertraute, mein Ein und Alles ... tot.

Was danach passiert, krieg ich kaum noch mit – ich weiß noch, wie ich meinen Papa angerufen habe und alles, was ich rausbrachte, war: Sie ist tot!

Irgendjemand hat mich dann abgeholt, irgendwer hat alles aufgeräumt, irgendwer hat Mausi abgeholt ...

Ich bin allein und keiner versteht mich ...

Bis zu diesem Zeitpunkt war mein Leben zwar nicht immer super und einfach verlaufen, aber ich hatte eine echt schöne Kindheit.

Wir wohnten in einer Siedlung, wo ich eigentlich den ganzen Tag über draußen gespielt habe, mit meinem vier Jahre älteren Bruder habe ich mich super verstanden. Ich war nie das typische Mädchen, das mit Barbie und Puppen gespielt hat – im Gegenteil: Ich war wild, habe fast immer nur mit Jungs draußen herumgetobt, das war mehr mein Ding. Da ich bis zur achten Klasse auf die Waldorfschule ging, gab es bei uns zu Hause auch kaum Fernsehen, also habe ich mich anderweitig beschäftigt. Ich war eine sehr gute Schülerin, hatte auch später nie wirklich Probleme mit dem Lernen, das fiel mir immer leicht. Mit den Lehrern kam ich super klar, war halt immer ein braves, strebsames Mädchen, fröhlich und selbstbewusst, habe meine Meinung gesagt und bin für Schwächere eingetreten.

Ich war also weder so zurückhaltend und unsicher, wie es dann später war, noch unglücklich und emotional gebeutelt wie heute. Das kam mit der Krankheit und begleitet mich bis heute.

Mit zehn Jahren habe ich dann das Reiten für mich entdeckt und da meine Eltern beide gearbeitet haben, war es meine Oma, die mich täglich betreut, zum Geigenunterricht, zu Freunden und auch in den Stall gefahren hat. Das war meine Leidenschaft, dort war ich gut aufgehoben und auch wenn dort nicht immer alles »Grün« war, weil dort mit vielen Mädels auf einem Haufen des Öfteren kleine Streitereien liefen, war das Reiten, Pflegen und sich Kümmern um Pferde einfach das Schönste für mich!

Als ich Mausi mit 13 Jahren bekam, ging ein Traum in Erfüllung. Bis dahin war ich eh schon jeden Tag im Stall, aber mit Mausi war ich einfach was Besonderes.

Keine zwei Jahre später war sie tot.
Im Nachhinein würde ich sagen, dass damit alles angefangen hat.

Ich war entwurzelt, mit einem Ereignis konfrontiert, mit dem ich absolut nicht klar kam und das zu einer Zeit, als ich dank Pubertät ja sowieso schon in einem emotionalen Chaos steckte. Vielleicht hat dieses Ereignis aber auch die frühe Trennung meiner Eltern - ich war damals zwei Jahre alt, meine Mutter hat aber recht schnell wieder geheiratet, meinen für mich richtigen Dad, der uns auch sofort adoptiert hat - wieder hochgeholt. Wie auch immer, seit diesem Tag im Oktober war meine Welt nicht mehr dieselbe:

11.12.1993

Liebes Tagebuch,

Also, jetzt schreib ich mal wieder. Mir geht `s ziemlich beschissen. Seit Mausis Tod hab ich zu nix mehr Lust.

Und wenn ich mal was anfange, geht 's garantiert daneben.

Ich rauche und sauf wie blöd, nur um mal nicht ständig nachdenken zu müssen. Im Stall ist es auch total blöd, ir-

gendwie haben alle miteinander Streit und ich keine Aufgabe mehr oder einen Grund, überhaupt aus dem Haus zu gehen.

Bei der Weihnachtsfeier im Stall haben Luisa und ich uns so richtig zulaufen lassen, aber ich hab voll den Depri bekommen und geheult wie bescheuert, wegen Mausi.

Dann haben uns zwei Typen angemacht und der eine hängt der Luisa jetzt am Arsch ... Mich will ja eh keiner.

Caro in der Schule ist total lieb. Ich glaub sie hat auch schon so einiges erlebt und mit ihr kann ich über alles reden und jetzt geht sie von der Schule ab!!! Und wieder einmal bin ich allein ... Das scheint im Moment so mein Motto zu sein. Bald ist Weihnachten, aber ich habe null Bock – auf was soll ich mich denn bitte freuen? Ich könnt´ nur noch heulen oder mich vor Ärger auf Alles und Jeden selber schlagen – am liebsten würd´ ich gar nicht mehr aufstehen. Sobald ich aus dem Haus gehe, muss ich die Starke spielen, muss so tun, als wär´ ich gut drauf. Dabei könnt´ ich nur heulen. Meine Mutter sagt dann immer, das sei die Pubertät.

Ha, ha! Die kriegt sowieso nix mit, was so abgeht, wenn man nie da ist, kann man ja auch nix checken. Die Einzige, die mich verstanden hat, ist tot, die andere geht von der Schule!

Meine Noten sind auch nicht mehr so gut - ist zwar noch keine Fünf dabei, aber eben auch immer weniger Einser und Zweier. Aber mich haben im Moment eh alle auf dem »Kieker« ...

Egal, ich bin `s ja gewöhnt zu lächeln, auch wenn `s net stimmt - spiel ich halt weiter das liebe Mädchen, ist einfacher ...

Ciao, bis bald!

Ich bin zwar weiterhin oft in den Stall gegangen – was hätte ich auch groß anderes tun sollen – durfte dann auch ab und zu von anderen Leuten die Pferde reiten, aber es war eben nicht dasselbe.

Zu der Zeit fing ich dann an, mit Luisa viel um die Häuser zu ziehen. Luisa war so alt wie ich, aber schon voll entwickelt und echt `ne Schönheit.

In meinen Augen hatte sie alles, was ich gern gehabt hätte: Ein eigenes Pferd, Eltern, die sich fürs Reiten und sie interessierten (wobei, zugegeben, der Vater echt genervt hat), die mit auf Turniere waren und die Geld hatten und ihr alles gekauft haben, was sie wollte.

Also hatte Luisa alles, was man brauchte, um bei Jungs gut anzukommen und ich war ihre Begleitung. Auch damals war das schon so, dass immer eine Hübsche mit einem Mauerblümchen um die Häuser zog. Die Stille, Unsichere (oder auch das hässliche Entlein) brauchte die Schöne, um auch etwas zu erleben, die Schöne brauchte das Mauerblümchen, damit sie selber mehr zur Geltung kam.

Ich war zu der Zeit unsicher, ungestylt, hatte keine coolen Schuhe oder Hosen, ich war auch nicht besonders hübsch – bis dahin hatte das ja auch keine Rolle gespielt – und Jungs waren für mich noch Aliens.

Aber Luisa brachte mir alles bei – ich weiß noch, wie sie an einem Nachmittag versucht hat, mich mit einem Jungen zu verkuppeln –, da ging es nicht darum, ob ich nett oder schlau oder lieb war, nein, er wollte nur wissen, wie viele Burlington-Socken und wie viele Levis Jeans ich wohl hätte!

Ja, die Pubertät war echt hart.

Ich hatte meinen Halt im Stall verloren und stürzte mich nun voller Elan auf dieses Unbekannte, aber doch Reizvolle: Partys, Jungs, Rauchen, Alkohol, Liebe, ... alles musste jetzt mit fast 16 echt dringend nachgeholt werden.

Wenn ich jetzt so meine Eintragungen von früher nachlese, merke ich, wie wunderbar naiv und kindlich ich doch war!

Meine Periode bekam ich erst mit 16, ich war der totale Spätzünder. Ach, wie peinlich beim Schwimmunterricht! Ich war die Einzige, die JEDE Woche konnte! Und als ich mit 16 so langsam aufgewacht bin, geraucht und gesoffen habe, dann hört sich das heftiger an, als es gewesen ist – ich war ein so behütetes Kind, da war mal ein Suff am Wochenende echt viel für mich, zumindest damals war das noch recht harmlos.

Und das war mal wieder typisch für mich – bis dato hatte ich noch nicht mal einen Zungenkuss bekommen oder eine Händchenhalten-Beziehung gehabt. Dann kam Silvester:

10.01.1994

Liebes Tagebuch!

Ich muss noch einiges erzählen: Silvester war total gut. Erst war Luisa bei mir und so um 1.00 Uhr sind wir dann noch auf die Heuchelhof-Fete. Meine Eltern waren so cool und haben es erlaubt!

Wir sind mit dem Taxi hingefahren, es waren noch so fünfzehn Leute da, und schon zehn Minuten später waren wir Beide wieder dicht. Naja, dann hat Luisa gemeint, der Gernot möchte mit mir sprechen, und ich bin mit ihm ins Bad – da ging `s dann los, erst haben wir rumgeknutscht, dann hat er an mir rumgefummelt und hat gefragt, ob wir `s machen sollen! HALLO? Ich hab gerade meinen ersten Zungenkuss bekommen, und er will gleich auf ´s Ganze? Aber gut, dann hat er schon mal nicht gemerkt, wie unsicher und unerfahren ich eigentlich bin!!!

Ich hab »Neee« gesagt und bin raus aus dem Bad, viel zu besoffen, um irgendwas mitzukriegen. Draußen im Gang *hab ich dann mit Lars geknutscht, dann war irgendwie Gernot wieder da, danach noch mit dem Hahne ... JEE-AAAHHH!!!! Ich hab `s hinter mir, meinen ersten richtigen Kuss mit `nem Jungen!!!*

Um 6.30 Uhr sind wir dann nach Hause gefahren.

Im Stall hab´ ich jetzt wieder ein neues Pferd zum Reiten, besser als nix.

Bis Bald!

In diesem Jahr, nun mit sechzehn, habe ich angefangen mich zu entwickeln. Aus der grauen Maus wurde langsam eine junge Frau, wie man so schön sagt. Da ich jetzt keinen Grund mehr hatte, klein zu bleiben (wegen meinem Pony Mausi habe ich mir immer gesagt, ich müsse klein bleiben, damit ich sie reiten kann), bin ich gewachsen, sowohl in die Höhe als auch in die Breite. Ich muss sagen, dass ich nie wirklich dick oder auch nur kräftig war. Ich glaube, mein höchstes Gewicht mit siebzehn war 58 Kilo bei einer Größe von 1,65 Meter.

Im Stall durfte ich dieses neue Pferd des Reitlehrers reiten, in der Schule war ich wieder gut und zu Hause lief alles relativ ruhig. Ich lebte einfach so vor mich hin, verliebte mich, dann wieder in einen anderen, und machte weiter meine Erfahrungen, die man halt so macht. Aufgeblüht bin ich durch die neue Clique, die sich eigentlich ständig am Marktplatz versammelt hat -

mal waren es nur fünf Leute, mal bis zu dreißig, gerade am Wochenende. Durch unseren Umzug in die Stadt war ich jetzt also super nah dran und irgendwie war da halt immer was los. Wie ich dazu gekommen bin, weiß ich nicht mehr, vielleicht durch Luisa, vielleicht durch eine Schulfreundin. Egal, irgendwann lernst du einen kennen, dann noch zwei und dann bist du dabei:

22.11.1994

Im Moment lern´ ich so viele neue Leute kennen! Das hat damit angefangen, dass ich in der Pause bei Wiebke stehe, dort ist der Phips, der Sendl, der Joh, Glupschi und noch einige mehr. Und seit dem Tanzkurs hab ich auch den Ufuk kennengelernt, der steht immer am Nachmittag am Marktplatz oder seine Clique schlendert durch die Stadt - aber eigentlich sitzen die da vor dem McDonalds rum und wenn ich da hingehe, ist immer irgendeiner da - der Just, Schlumpf, Atnan, Omar, Lupus, Marco, Mike, Olli usw.

Jeden Tag kommen da welche dazu, so kommt es mir jedenfalls vor. Und am Wochenende treffen wir uns da und irgendeiner weiß immer, wo eine Fete ist. Dann fahren wir da hin - vorher zur Tanke und dann meistens mit dem Bus oder mit dem Auto, weil ein paar von den Jungs schon einen Führerschein haben.

Als ich mit Luisa auf »Letz Fetz« war, waren auf einmal alle scheißfreundlich. Letztes Jahr war ich der Arsch und auf einmal wird´ ich angeschmarrt und alle sagen »Hallo«. Voll Looche! (Looche ist unser Wort für »cool« oder wie Nena sagen würde »maxi kreisch«)

Nein, jetzt mal im Ernst, auf einmal nehmen mich die anderen wahr und ich bin nicht mehr nur Luisas Anhängsel! Am Samstag waren Oli, Mike, Luisa und ich nach dem »Bäulke« noch im »Havanna« und da hab ich wieder voll viele neue Leute kennengelernt, danach sind wir zu mir - die armen Katzen!!!

Es war jedenfalls total lustig, endlich kenn´ ich mal ein paar Leute, bin auch wer!!!

Oh Mann, jetzt ist bald wieder ein Jahr rum. Dieses Jahr war echt Wahnsinn, was da alles passiert ist ... Vielleicht sollte ich mal ein paar Fotos beilegen, um meine Veränderung zu zeigen. Wenn ich mir vorstelle, dass ich vor einem Jahr noch nie was mit `nem Jungen hatte, keinen gekannt habe und voll anders war ... Naja, wie gesagt, es ist schon Wahnsinn. Bin mal gespannt, was mich nächstes Jahr erwartet!!!

Also bis bald ....

P.S. Ich hab meinen Eltern jetzt gesagt, dass ich rauche – mein Papa war so cool!!! Er hat erst mal gar nix gesagt, hat uns dann einen Aschenbecher hingestellt und mir eine Zigarette angeboten. Wir beide haben in der Küche geraucht. Er meinte, er rauche ja selber, also kann es mir ja schlecht verbieten! Ist das looche oder was!!? Mein Papa ist der Beste!

06.01.1995

So, Weihnachten ist vorbei, Silvester und mein Geburtstag auch ...

Und ich muss dir unbedingt was erzählen: Ich hab `s getan, ich bin keine Jungfrau mehr!!

Yeahhh, endlich! Und auch wieder scheiße, weil es weder schön war, noch mit einem Jungen, mit dem ich zusammen bin. Aber das ist wohl normal für mich, dass Glück und Leid so eng beieinander liegen. Irgendwie hat alles Schöne auch gleichzeitig was Doofes. Nimm zum Beispiel die Schule: Ich bin gut, schreib´ Einser, freu mich voll - dann sind die anderen sauer auf mich. »Streber« und ich werde gemieden. Oder im Stall: Nur, weil ich gut reite und Erfolg auf Turnieren habe, bin ich dann wieder der Arsch. Jetzt hab ich so viele Leute kennengelernt, was echt voll looche ist, aber ich veränder mich total. Zuhause lass´ ich mir natürlich nichts anmerken und solange ich dort lieb bin, merkt auch keiner was ... Aber ich selber fühl´ mich mir gegenüber oft so fremd – was mach´ ich da eigentlich? Aber bevor ich merke, in was ich da wieder reingeraten bin, ist es meistens zu spät und mittlerweile wunder´ ich mich auch kaum noch über meine Raucherei und Sauferei und Weggeherei ... Es wird normal. Nina, die Partynudel!

Aber ok, zurück zum Punkt, ich hab mit Boran geschlafen! Ich hatte ihn zwei Wochen vorher im »Bäulke« kennengelernt und er ist so süß!!! Ich weiß, das sag ich bei Vielen, aber er ist halt cool, weil er einundzwanzig Jahre alt ist und irgendwie der Anführer der Clique, mit der ich meistens rumhänge. Er ist voll der Macho und ich steh´ da drauf! Immer einen witzigen Spruch, immer weiß er, wo was geht und alle machen, was er sagt.

Und an dem einen Abend waren wir noch im »Havanna« und da haben wir plötzlich rumgeknutscht (ich war wieder leicht dicht).

Die Jungs haben mich dann heimgebracht, weil durch den dunklen Bahnhofspark laufen, ist doch nicht immer so nett.

Am Wochenende dann stand Boran mit Ufuk vor meiner Tür und hat mich abgeholt – ich fand das so süß und wir sind dann zu Ufuk nach Hause, weil es noch zu früh für´s »Airport« war. (»Airport« ist eine Disko). Boran hat mich dann überredet, mit ihm ins Schlafzimmer zu gehen und, naja, dann haben wir `s halt getan – obwohl ich meine Tage hatte!!! Aber ich blöde Kuh hab mitgemacht, wollt´ mich net blamieren. Toll war `s net, hat auch erst net so gut geklappt, aber wir haben `s hinter uns gebracht.

Ich natürlich voll in Hochstimmung, weil ich jetzt endlich auch mitreden kann – und hab mich voll auf den Abend gefreut. Mit Boran Hand in Hand ins »Air«, allen zeigen, ich bin seine Freundin ... So hatte ich mir das vorgestellt!

Aber denkste, kaum waren wir dort, war ich Luft. Er hat mich net mal mi´m Arsch angeschaut, wie man so schön sagt.

Ich hab dann versucht mit ihm zu reden, aber er ist immer weggelaufen und hat mir irgendwann später dann ausrichten lassen, dass er halt wusste, dass ich noch Jungfrau war und das war der Grund, warum er `s mit mir tun wollte!

Auch, wenn ich das nie verstehen werde, weil das erste Mal ist doch eigentlich immer doof, was reizt die Jungs da so dran??? Ich war jedenfalls am Boden zerstört und, naja, wie schon gesagt, Freud und Leid liegen bei mir wohl direkt zusammen!!

Entjungfert und unglücklich,
bis bald!

In diesem Jahr ging es erst mal so weiter wie es im letzten angefangen hatte. Und ich hab mich so oft verliebt, dass es schon goldig ist, wenn ich das jetzt so lese. Aber in dem Moment, für mich mit meinen siebzehn Jahren, war es jedes Mal voller Ernst. Da waren der Daniel, der Mike, Medi, der Boran, der Ben, der Markus aus dem Urlaub, Michael von der Schule und Tino. Und jedes Mal waren es echte Gefühle, mit Herzflattern, Kribbeln und Anhimmeln aus der Ferne. Denn bei mir war das so komisch: Wenn ich wirklich was von einem wollte, dann ging gar nix mehr. Da war dann Schluss mit witzig und lustig, mit der coolen Nina, die immer einen flotten Spruch auf den Lippen hatte. Nein, wenn ich von einem Jungen etwas wollte, habe ich mich komplett verändert, war still, unsicher und darum wurde dann auch meistens nichts daraus.

Das beste Beispiel dafür ist die Geschichte mit Boran. Man könnte jetzt meinen, ich hätte nie wieder ein Wort mit ihm gewechselt nach der Sache, die er da mit mir abgezogen hatte. Aber das ging noch das ganze Jahr so weiter. Wir hatten denselben Freundeskreis, sind uns also ständig über den Weg gelaufen und fanden uns trotz allem eben immer noch gut. Irgendwann hatte er sogar eine Freundin, aber trotzdem hat er mit mir herumgeknutscht – und ich fand das völlig okay. Ich habe keine Sekunde darüber nachgedacht, wie es seiner Freundin damit gehen könnte, das habe ich ausgeblendet. Außerdem war er ja nach wie vor genau der Typ Mann, auf den ich so stand: stark, Macho, selbstbewusst ...

Also ging das bestimmt dreimal so hin und her; wir waren getrennt und konnten nicht voneinander lassen – dann sind wir eben wieder zusammengekommen und es war furchtbar. Sobald ich wieder fest mit ihm zusammen war, habe ich mich komplett verändert, nur noch ruhig an seiner Seite gestanden, kein Wort mehr gesagt, es einfach genossen, dass ich jetzt loslassen konnte, weil da ja einer war, der mir den Halt gab, der mir sagte, was ich machen sollte. Nur für ihn war es nichts, weil er mich ja so wollte, wie ich sonst immer war: stark, cool, witzig, selbstbewusst.

Also hat er wieder Schluss gemacht.

Nach dem dritten Versuch haben wir dann aufgegeben und haben uns auf »Freunde mit Extras« geeinigt und das hat dann super funktioniert.

Die Sache mit Boran stand jedenfalls stellvertretend für all meine Kontakte mit Männern, die dann folgen sollten. Solange es unverfänglich und rein auf Sexualität bezogen war, ging alles super – erst wenn Gefühle ins Spiel kamen, ging gar nichts. Ich hab mir immer solche Machos ausgesucht, wahrscheinlich war das Bedürfnis, mich fallen zu lassen, doch so groß oder es war die Suche nach einem starken, männlichen Wesen in meinem Leben. Jemand, der mir sagen sollte, was ich tun musste, wo Grenzen waren, was gut und schlecht war.

Ich habe vor meiner Ehe nie eine feste Beziehung gehabt, das längste war eine Woche mit Medi und mit ihm ging es ähnlich: Ich hab ihn angehimmelt, vergöttert und als er dann nach Monaten endlich seine Freundin wegen mir verlassen hatte und wir zusammen waren, wurde er plötzlich lieb, hat sich um mich bemüht, hat mir Liebe und Nähe gegeben – und nach einer Woche bin ich aus dieser Verbindung einfach nur noch geflüchtet, weil ich das nicht ertragen konnte!

Kein Wunder, dass ich später, im Alter von etwa zwanzig Jahren, schon das Bedürfnis nach einem festen Freund gänzlich aus meinem Leben gestrichen hatte. Ich weiß noch, wie ich irgendwann dasaß und mir gesagt habe: »Na gut, dann hast du eben keinen Partner, wenn dich niemand aushält, so wie du bist.«

Denn das war das, was bei mir übrig geblieben ist: Dass ich nach all den Jahren dann wirklich dachte, dass es einfach niemand mit mir aushält, weil ich so anders bin.

Boran war der erste, der damals schon sagte: »Nina, du bist unser Schizo« (abgeleitet von schizophren), weil ich mich eben immer so krass verändert habe, wenn ich mit ihm zusammen war.

Ich habe mir darüber natürlich viele Gedanken gemacht und ich glaube, dass ich doch einfach bei jedem Mann auf der Suche nach meinem leiblichen Vater war. Auch wenn ich bei der Scheidung meiner Eltern erst zwei Jahre alt war, hat mich das Ganze doch wahnsinnig geprägt.

Mein Papa war lieb und gut und ein prima Dad, aber der Verlust des tatsächlichen Vaters, der war in mir und gerade bei der Partnerwahl habe ich das deutlich gemerkt. Ich war auf der Suche nach einem starken Mann in meinem Leben, um loslassen zu können. Nur leider habe ich auf eine falsche Art gesucht. Der zweite Punkt an dem ich gemerkt habe, wie sehr mich die Trennung doch mitgenommen hat, war, dass ich dieses wahnsinnig starke Harmoniebedürfnis hatte.

Jedes Mal, wenn meine Eltern – vor allem mit meinem Bruder – Streit hatten, habe ich geheult wie blöd, auch wenn ich damals nicht sagen konnte, warum mir das so nahe ging. Ich selber habe immer versucht, brav zu sein, gut zu sein, keinen Ärger zu machen und wenn es dann doch Streit gab, habe ich vermittelt, nur damit wieder Frieden war. Ich glaube, dieses Erlebnis »viel Streit – Papa weg« hat mich sehr geprägt. Außer ab und zu mit meinem Bruder habe ich mich auch nie streiten können.

Mit ihm konnte ich auch mal laut werden, da wusste ich irgendwie, der verlässt mich nicht. Aber ansonsten bin ich nie laut geworden oder habe zumindest versucht, so schnell wie möglich alles zu tun, damit es wieder gut war. Auch heute halte ich es kaum aus, wenn mein Mann und ich uns streiten und sich der Streit länger hinzuzieht. Ich will es klären, sofort, damit ich nicht wieder verlassen werde.

Somit war ich natürlich eine tickende Zeitbombe, eine, die sich jedem, der auch nur halbwegs nach Stärke und Führung aussah, an den Hals geworfen und gleichzeitig auch noch alles mitgemacht hat aus Angst, wieder verlassen zu werden!!!

Und wie `s dann auch immer kommt, in all dem Chaos mit Jungs, Fortgehen, liebes Kind sein zu Hause, Reitstall mit all seinen schönen und schlechten Seiten: In dieses Chaos kam dann auch Ende des Jahres die Nachricht, dass mein leiblicher Vater »lebt«, dass er sogar ganz in der Nähe wohnt, dass er wieder geheiratet hat, dass er drei Töchter hat!

Dazu muss ich noch folgendes sagen: Meine Eltern haben sich damals friedlich getrennt, meine Mutter wollte keinerlei Kontakt und mein »Erzeuger« war damals wohl auch ganz froh darüber.

Ich weiß nicht mehr, wie alt ich war, als meine Mutter mir von ihm erzählt hat, dass mein Papa eben nicht so richtig mein Papa sei und diese Dinge. Ich denke, ich war so etwa acht Jahre.

Das hat mich nicht groß berührt, ich hatte ja meinen Papa und dass es da noch einen geben sollte, na gut, ich kannte ihn ja nicht, hatte ihn seitdem nicht mehr gesehen, war mir egal.

Was mir aber nicht egal war, war die Aussage: »Du warst das zweite Kind, das war ihm zu viel.«

Als Erwachsener versteht man das, ordnet es theoretisch auch richtig ein, sagt sich: »Okay, sie waren jung, das war zu viel Verantwortung, nachvollziehbar, wenn auch nicht gerade rühmlich« und so weiter ...

Für mich als Kind und vor allem dann später, als ich so mit knapp achtzehn Jahren dann wieder von ihm gehört habe, war es grausam. Weil ich mir natürlich die Schuld gegeben habe. Ich war zu viel, darum ist er weg!

Dazu muss ich nicht mehr viel schreiben, das hat gesessen und echt seine Wirkung gezeigt. Und als dann die Nachricht kam (das lief irgendwie über meine Oma, die hat den Kontakt wieder hergestellt), dass er in der Nähe wohnt, aber uns nie sehen wollte!

Dass er wieder geheiratet, aber vor allem DREI Mädchen bekommen hat, das war mein Abschuss, weil ich das persönlich genommen habe. In meinem Kopf war immer nur: »Dich wollte er nicht!!!«

Es war also kein allgemeines Problem von ihm, dass er nicht so viele Kinder wollte, nein, ICH war diejenige, die er nicht wollte! Schließlich hatte er ja jetzt bewiesen, dass es an der Menge der Kinder nicht lag!

In diesem ganzen Gefühlschaos der Pubertät, meiner noch völlig neuen Art durchs Leben zu gehen, halb erwachsen – zumindest taten wir ja alle so, als wären wir ´s, indem wir Dinge taten wie die Großen auch -

hat diese Nachricht mir unbewusst ganz schrecklich weh getan. Damals hatte ich meinen leiblichen Vater noch nicht gesehen, ich glaube, erst ein Jahr später kam es zu einem ersten Besuch, aber diese Nachricht hat schon gereicht, um mich zusätzlich aus er Bahn zu werfen.

Ansonsten hatte ich endlich wieder ein Pferd zum Reiten: Hundred, einen vierjährigen Hengst, den ich einreiten durfte. Der Besitzer selber wollte nicht reiten und so durfte ich mit »Hunny« machen, was ich wollte. Es war wieder, als hätte ich ein eigenes. Und es lief auch echt gut mit ihm, er passte zu mir. Ähnlich wie damals mit Mausi, war auch Hundred nicht gerade das Pferd, das man sich hätte kaufen wollen, weil schwierig und nicht gerade eine Schönheit. Aber mit den Monaten hatte er immer mehr zugelegt, Muskeln an den richtigen Stellen bekommen und wir gingen in dem nächsten Jahr doch recht erfolgreich auf Dressur-Turniere. Das war ja so mein Ding, mich um jemanden zu kümmern, der eben nicht so verwöhnt von der Welt war. Sei es bei Tieren, die keiner so richtig wollte oder auch Menschen, die eher am Rand standen – vielleicht wollte ich mir damit ja selber helfen, wer weiß.

Auf jeden Fall hatte ich da wieder eine wunderbare Aufgabe, was mir viel geholfen hat, zu dem Zeitpunkt nicht völlig abzustürzen und mich nur noch in der Stadt oder auf Partys herumzutreiben.

Jetzt hatte ich also Schule, zu Hause schnell Hausaufgaben und lernen, dann ab in den Stall und am Wochenende dann Party. Viele verschiedene Welten und in allen bin ich aufgegangen. In der Schule gut und brav, zu Hause angepasst und die liebe Tochter, die keine Schwierigkeiten macht, im Stall ehrgeizig und selbstbewusst und am Wochenende eine völlig andere Nina, die die Sau rauslässt.

Aber ich habe das ganz gut hingekriegt, dachte ich zumindest!

Mit achtzehn habe ich meinen Führerschein gemacht. Nun konnte ich mich endlich frei bewegen. Meistens bin ich allein irgendwohin gefahren, weil ich mich nie festlegen wollte, wie lange und wo ich bleiben wollte und bei wem. Ich hab mich auch nie auf eine der vielen Cliquen festlegen lassen. Mal war ich mit der einen Gruppe weg, dann wieder mit einer anderen. Nur keine Verpflichtungen oder zu engen Kontakte.

Im Stall gab `s den Riesenkrach, weil wir Mädels uns endlich aufgerafft hatten, uns gegen den Reitlehrer aufzulehnen. Und da ich schon immer gerne die Rolle der Sprecherin eingenommen hatte, war ich auch bei dieser Sache mal wieder diejenige, die den Mund dann aufgemachte.

Im Grunde ging es darum, dass der Reitlehrer uns junge Mädels schon jahrelang unsittlich berührt hatte und uns mit anzüglichen Sprüche beim Reiten und auch sonst belästigte.

Wir hatten nur nie etwas gesagt, weil wir Angst hatten, dass wir dann im Stall unten durch sein würden, weil er absolut das Sagen dort hatte. Keiner hat je irgendetwas gegen ihn gesagt, alle haben es zwar gesehen, aber irgendwie gehörte es dazu. Mir hat er auch des Öfteren an die Brust gefasst und Sprüche wie »Oh, da wächst ja jetzt was« musste ich über mich ergehen lassen.

Zu Luisa meinte er beim Reiten »Atomtitte« oder er stieg vom Pferd ab, umarmte eine von uns und sagte: »Da hast du mal echten Männerschweiß!«

Aber klar, irgendwie haben wir uns eben auch geschmeichelt gefühlt, weil der große Herr B. uns überhaupt beachtet hat! Die typische Zwickmühle eben, aber ich hatte gesehen, dass er neuerdings dabei war, das auch mit den kleineren, also den dreizehnjährigen Mädchen fortzuführen. Da regte ich mich dann auf und ging zum Vorstand, zusammen mit noch drei anderen Mutigen.

Das Ende davon war, dass wir in seinem Büro eine Aussprache hatten, wo Herr B. meinte: »Ach so, ich dachte, euch gefällt das!« und sich ab da völlig beleidigt von uns abwandte.

Er blieb, ich habe zusammen mit einer Freundin in einen anderen Stall gewechselt. Da ich ja jetzt meinen Führerschein hatte, konnte ich auch ohne Probleme etwas weiter fahren.

Aber auch wenn der neue Stall so viel schöner war, vor allem pferdefreundlicher: Ich habe den alten Stall mit all seinen Leuten und nach über acht Jahren, die ich fast täglich dort verbracht hatte, schon sehr vermisst.

Irgendwie glaube ich so im Nachhinein, dass das alles einfach zu viel für mich war. Wenn ich in meinem Tagebuch Sätze lese wie:

»Es ist so typisch für mich, sobald es etwas gibt, auf das ich mich freu, kommt etwas dazwischen. Wie als wollte irgendetwas verhindern, dass es mir zu gut geht und deshalb alles, was mich glücklich machen würde, verhindert.«

Oder:

»Am liebsten hätte ich in meinem Hirn einen Schalter, wo ich einfach mal für ein paar Stunden ausschalten könnte. Ich hab 's langsam satt, dass bei mir immer alles so kompliziert sein muss. Was mach´ ich nur falsch?«

Und zu dieser Zeit habe ich wohl auch versucht, den Kummer mit Süßigkeiten wegzuessen.

Ich war und wurde davon nicht so richtig fett, aber im Frust zur Schokolade greifen, das habe ich gern getan.

Anfang Januar meldete ich mich mit meiner Freundin bei einem Fitnessstudio an, weil doch so die einen oder anderen Kommentare kamen, dass ich ordentlich zugelegt hätte. Außerdem wollten wir fürs Reiten etwas fitter sein und einfach was für unsere Figur tun.

Ja, so harmlos fing es an.

20.02.1996

Ich bin jetzt viel öfter mit Steffie zusammen, sie ist ja schon zweiundzwanzig Jahre und irgendwie tut mir das im Moment gut. Naja, ist auch gut, wenn wir uns verstehen, schließlich fahren wir jeden Tag zusammen zum Stall, wir wechseln uns mit dem Fahren ab, ist billiger, und im Fitnessstudio haben wir uns auch angemeldet. Seit ich da jetzt regelmäßig hingehe, hab ich schon vier Kilo abgenommen!!! Jetzt wieg´ ich nur noch 54 Kilo und dank Solarium bin ich schön braun. Ja, so langsam gefall´ ich mir wieder. Und statt mit den anderen, die mir mit ihren Kindereien doch so langsam auf den Nerv gehen, mach´ ich jetzt am Wochenende lieber was mit Steffi.

Wird Zeit, dass ich mal wieder neue Leute kennenlerne.

Jedenfalls fühlt sich mein Körper echt gut an, gibt `ne gute Energie und ich kann mir den ganzen Frust mal so richtig rauspowern!!!

10.03.1996

Neuer Stall, neue Leute, neues Leben?

Irgendwie verändert sich grad alles so wahnsinnig um mich und irgendwie ist es toll, aber irgendwie auch nicht. Ich kenn´ so viele Leute, aber keinen richtig. Ich gehöre irgendwie überall dazu, aber nirgends so richtig. Ich hab´ keinen Platz für mich, wo ich so sein kann, wie ich bin, wo ich so akzeptiert werde, wie ich bin, aber ganz ehrlich, wie oder wer bin ich eigentlich???

Ich hab schon wieder einen Typen, in den ich verknallt bin, aber das wird wohl wieder nix, warum lass´ ich mich immer wieder verarschen? Langsam hab ich gar keine Lust mehr rauszugehen, es passiert ja doch nur Scheiße!

Mit Luisa läuft `s grad net so gut, sie hat sich da in einen Typen verknallt und der hat sie wohl auf Drogen gebracht. Sie hat voll abgenommen, schaut aber immer noch Hammer aus, auch wenn sie ziemlich abgestürzt ist. Ich versuch´ ihr zu helfen, aber was nutzt das? Außerdem ist es bei ihr ja eh so, dass nix passiert, selbst wenn sie Drogen nimmt - Luisa hat immer alles und bekommt immer alles, bei ihr klappt `s, egal ob Reiten, Eltern und vor allem Jungs! Wen oder was sie will, kriegt sie!!! Und ich muss kämpfen! Vielleicht sollte ich echt aufhören immer über alles nachzudenken oder über etwas reden zu wollen! Wen interessiert schon, was ich sage??? Gutes Aussehen reicht doch anscheinend!!!

30.08.1996

Oh Mann, was war das looche!!!! Ich komme gerade von meinem Sommerurlaub aus der Türkei und es war der Hammer!

Ich war mit meinem Bruder da und mit ein paar Freunden aus dem letzten Jahr!

Aber ganz ehrlich, ich wäre lieber allein da gewesen. Nicht wegen meines Bruders, ich hab ihn voll lieb, sondern wegen den komischen Verpflichtungen, die man automatisch hat, wenn man mit einer Gruppe fährt.

Aber nach ein paar Tagen war mir das eigentlich relativ egal, ich hab´ tagsüber am Pool gedöst und geschlafen und nachts ab in die Club-Disco.

Es war so der Hammer, die Reaktion zu erleben auf mich, wie plötzlich fast jedes männliche Wesen mir nachgeschaut hat, wow, ich hab´ mich so gut gefühlt!!!

Naja, ich hab´ mich ja auch echt gemausert, braungebrannt, Haare fast bis zum Po, schlank und rank und das Gesicht jetzt auch nicht gerade hässlich ...

Ich durfte an einem Abend sogar für einen Klamottenladen eine Modenschau mitlaufen!!!

Aber das eigentlich Gute war, dass ich es tatsächlich ge-
schafft habe, mich nicht (!!!) zu verlieben, sondern diesmal
war ich die, die gespielt hat.

Ich weiß, das sind Animateure, die haben jede Woche eine
Andere, die lügen eh nur rum und mit dem Wissen hab´ ich
dann angegriffen. Und das ist so lustig, wenn du mal mit
einem Abstand an so eine Flirtnummer rangehst! Einfach
nur mal hören, was Männer eigentlich für einen Schwach-
sinn von sich geben, nur weil sie mit dir in die Kiste wollen.
Von Fotosammlung über »deine Augen sind so blau wie das
Meer«. Echt peinlich!

Und da ich mich nicht verliebt habe, lief es auch total gut!
Ich bin nach der Disco, meistens so um drei, mit Emre mit-
gegangen, Animateur und total süß und das Beste war, er
konnte kein Deutsch!

So haben wir nicht geredet und ich konnt´ mich auch nicht
groß verlieben, weil er mir keine Storys über was weiß ich
erzählen konnte oder Versprechungen von einer gemeinsa-
men Zukunft machte.

Es war eine total easy Sache, in der Disco haben wir uns
angeschaut, zugenickt und sind dann zusammen heim.
Mein Bruder hat schon gefragt, warum ich mir eigentlich
ein Zimmer gebucht habe!

Dieser Urlaub war jedenfalls der Hammer. Sonne, Strand,
Männer, Aufmerksamkeit ohne Ende und das Beste: Ich habe

vier Kilo abgenommen!! Naja, ich hab auch extra aufgepasst und wenn alle zum Mittagessen sind, hab ich so getan, als würd´ ich schlafen. Früh, was ja für mich meistens eh so 11.00 Uhr war, hab´ ich nur ein kleines Hörnchen gegessen und dann am Abend viel Obst. Bei der Hitze hat man eh nicht so viel Hunger und ich war ja auch super abgelenkt!!

Also, ich wiege jetzt sage und schreibe 48 Kilo und fühl mich so gut und fit wie schon lange nicht mehr. Scheint also doch zu stimmen: Hauptsache gut aussehen, der Rest interessiert nicht!

Na gut, könnt ihr haben.

Bis Bald!

12.09.1996

Hab´ mich heute mit Luisa getroffen, und irgendwie haben wir 's dann vom Essen und Abnehmen gehabt und wir haben uns bei ihr auf die Waage gestellt – sie wiegt 44,5, ich 45,3 Kilo.

Das geht ja gar nicht. Gut, sie sieht vielleicht besser aus als ich, hat ihr Pferd und tolle Klamotten und bekommt alles, was sie will, da kann ich nix machen. Auch meine Oberweite ist so klein wie sie eben ist, während Luisa eine so schöne Brust hat – aber abnehmen, das kann ich, wär doch gelacht, wenn ich sie da nicht einholen würde.

Außerdem hat Luisa mir gesagt, dass sie ab und zu das Essen einfach wieder rauskotzt und auch wenn sich ´s echt eklig anhört, ist das doch eine geniale Lösung! Ich kann mir dann auch mal was gönnen und danach - Finger in den Hals und raus damit, klingt doch gut!

15.09.1996

War heut mit Luisa im »Airport« und hab´ Tino wiedergetroffen. Mann ist der süß!

Wir haben uns unterhalten, und dann hat er gefragt, ob ich ein bisschen mit ihm durch die Gegend fahren will – klar wollte ich!

Aber es war komisch, wir sind auf die Festung gefahren, haben geparkt und uns so toll unterhalten. Er hat natürlich eine Freundin, klar, aber irgendwie hat er gemeint, sie wären schon so lange zusammen, da wäre die Luft raus ... Aber er hat absolut nix versucht. Ich hab´ immer gedacht, jetzt kommt ´s, jetzt beugt er sich rüber ... aber es kam nix. Und ich kann ja schlecht den Anfang machen, wenn er noch `ne Freundin hat!!!

Irgendwann um sechs Uhr früh hab ich ihn dann wieder zum »Airport« gefahren und seine Kumpels haben ihn dann mitgenommen.

Ich bin schon wieder dabei, mich zu verlieben!!!

22.09.1996

Scheiße, ich hab heute Bekanntschaft mit Tinos Freundin gemacht. Die war mit ein paar Freundinnen im »Airport«. Ich glaub', wenn sie mich allein erwischt hätten, dann hätt 's Haue gegeben. Das sind so Zigeunerweiber, mit denen ist nicht zu spaßen! Ich halt' mich lieber von ihm fern, darauf hab' ich gar keinen Bock, hatte echt Schiss. Außerdem sieht die so gut aus, voll dünn und sexy – wow, nicht schlecht, da kann ich net mithalten!

Letzte Woche hab ich das mal probiert, was Luisa mir gesagt hat, das mit dem Kotzen ...

Wir haben am Sonntag wieder so ein großes Essen gemacht, Klöße und Soße und so weiter, also voll fettig, geht gar net – naja, damit 's nicht so auffällt, dass ich kaum noch was ess', hab' ich halt normal gegessen, bin danach auf 's Klo, hab den Wasserhahn laufen lassen wegen der Geräusche und es ging echt gut raus. Danach war mein Bauch wieder schön flach und dieses wunderbare Hungergefühl, das mich jetzt schon seit Tagen begleitet, war auch gleich wieder da!

Mittlerweile bin ich bei 44,8!! Irgendwie purzeln bei mir die Kilos wie nix. Aber ich geh ja auch regelmäßig ins Fitness-studio, ess' früh nur noch ein kleines Müsli und lüg mich um 's Mittagessen rum – wobei das meistens keinem auf-fällt, weil ich ja allein bin und dann sag ich halt, ich hätt' mir was vom Bäcker geholt in der Stadt.

Und es fühlt sich einfach so genial an, so leicht und so über den Dingen.

Wenn dann die anderen in den Mac gehen und sich mit Hamburgern und Pommes vollstopfen ... Und ich sitz einfach daneben und fühl´ mich so gut, weil ich das nicht muss – ich kann das aushalten, lass mich net wegen so einem komischen Hunger befehlen!!! Klar, ich bin halt ein bisschen schwach auf den Beinen, aber der Kick, den mir die Waage gibt, wenn ich wieder ein paar Gramm runter hab, wiegt das alles auf.
Bis bald!!

17.09.1996

Scheiße, ich bin doch fertiger, als ich gedacht hab!

Hatte einen Unfall, weil ich viel zu schnell gefahren bin, Auto ist Totalschaden.

Irgendwie hab´ ich das alles gar nicht richtig mitgekriegt. Ich bin aus dem Auto geklettert, hab´ mich an den Straßenrand gesetzt und hab geraucht .... Aber so geht´s mir in letzter Zeit öfter – ich krieg´ nix mehr so richtig mit, alles um mich rum passiert zwar, nur ich bin wie in einer anderen Welt! Ich höre die Stimmen, das Reden, sehe, was alle tun, aber das geht mich nichts an, das hat irgendwie nix mit mir zu tun!

Aber leider geht es mir wohl doch nicht so gut, denn als das mit dem Auto passiert ist, war mein erster Gedanke: »Scheiße, warum hat es mich nicht gleich mit erwischt!«
Komisch, solche Gedanken?!

Bin jetzt müde, bis bald!

Magersucht:

Ich werde wach, die Sonne scheint, eigentlich ist alles ganz okay ...

Erst mal ins Bad und da steht sie, so unschuldig und trotzdem bestimmt sie jetzt gleich über meinen ganzen Tag – meine Waage.

Gestern habe ich nicht viel gegessen und war im Fitnessstudio, also sollte heute wieder einiges runter sein. Vorher noch mal aufs Klo, damit wirklich nichts Unnötiges in mir drin ist. So, wie jeden Tag die Minute der Wahrheit – ich bin aufgeregt, mit Spannung schau ich den Zahlen zu, wie sie sich einpendeln, aber ich habe auch Angst, weil ich weiß, wie ich mich fertig mache, wenn ich doch nicht abgenommen habe!

Aber heute habe ich Glück! 300 Gramm weniger als gestern, juhuu!!! Ich fühl mich super, ich grinse vor mich hin, ich habe gewonnen, die Waage ist mein Schiedsrichter in dem Spiel, das ich mir selber ausgesucht habe. Sie entscheidet jeden Tag über Sieg oder

Niederlage in einem Spiel, das ich eigentlich nur verlieren kann! Aber das ist mir egal, daran will ich nicht denken. Für heute habe ich gewonnen, ich bin stolz! Meine Hose rutscht ganz leicht über meinen Po, vor einer Woche noch musste ich feste ziehen, bis ich sie anhatte. Mein Bauch wölbt sich nicht mehr nach außen, sondern nach innen, die Hüftknochen stehen fettfrei und ungepolstert hervor. Genau so muss es sein! Um meine Handgelenke kann ich locker rumgreifen, meine Oberschenkel werden auch langsam ansehnlich dünn.

Jeden Morgen greife ich diese drei Stellen ab, um zu fühlen, ob sich was getan hat. Von hinten knapp unter der Pofalte den Oberschenkel, um zu sehen, wie gut ich da mit meiner Hand herumkomme und wieviel Fett da noch schwabbelt, um meine Handgelenke, um zu sehen, wie weit sich Zeigefinger und Daumen diesmal berühren. Und klar, meine Hüftknochen müssen täglich begutachtet werden, wobei der flache Bauch fast noch wichtiger ist. Ich hasse es, wenn ich doch etwas gegessen habe, zu sehen, wie sich mein Bauch voll nach vorne wölbt und ich dann einen richtigen Bauch habe. Das ist schrecklich! Am liebsten ist es mir, wenn er so wie jetzt am Morgen nach innen gezogen ist. Wenn ich jetzt eine Schnur von einem Hüftknochen zum anderen spanne, berührt mein Bauch die Schnur nicht! So muss es sein. Oder anders ausgedrückt: Wenn ich meine Hose zumache, dann könnte ich vorne noch zwei Finger reinstecken, soviel Platz ist da zwischen Bauch und Hosenbund.

Jetzt muss ich irgendwie das Frühstück überstehen. Mama hat zum Glück endlich begriffen, dass sie mir mein Essen nicht fertigmachen soll. Jetzt legt sie mir die Apfelstückchen und das Viertel Banane extra hin, damit ich sie mir selber in meine Milch schneiden kann. Und trotzdem denke ich jedes Mal, sie hat bestimmt Zucker darauf getan, damit ich dick werde.

Gut, Frühstück geschafft, ich fühl' mich voll. Aber okay, die 250 Kalorien werde ich wieder abtrainieren. Allein schon auf dem Weg zur Schule ist davon wieder einiges runter. Ich könnte auch mit dem Bus fahren. Aber laufen ist gesünder ...

Im Unterricht schlafe ich fast ein. Ich halte mich nur wach, indem ich mir ausrechne, wieviele Kalorien ich heute schon hatte – zum fünften Mal, obwohl ich das doch schon längst weiß - und was ich heute noch machen werde. Und zwar ganz genau, jede Minute wird durchgeplant. Bloß keine Zeit dazwischen lassen, in der ich Hunger bekommen könnte.

Jetzt ist Pause. Heute ist der Bäcker in der Schule. Das ist so fies, es riecht so unverschämt gut nach frischem, warmem Gebäck! Und es gibt meine Lieblingsteile: warme Schinkenstangen. Oh Mann, mir läuft das Wasser im Mund zusammen, ich trinke mein Wasser und versuche mich irgendwie abzulenken. Aber genauso zwanghaft, wie ich über 's Nicht-Essen nachdenke, genauso zwanghaft denke ich darüber nach, was ich mir alles gönnen werde, wenn ich irgendwann wieder einmal einfach esse. Damit tröste ich mich über die leckeren Gerüche hinweg und stelle mir alles Leckere vor, das ich mir später einmal gönnen kann, weil ich ja so super dünn bin, dass ich einiges Essen darf, bis ich wieder dick bin.

Dann endlich die Pausenglocke, schnell wieder ins neutrale Klassenzimmer. Ich bin stolz, ich habe durchgehalten. Neben mir kauen die Klassenkameraden noch an ihren Broten und ich kann sehen, wie sie fett werden. Wie die Hose spannt, der Bauch und die Oberschenkel anwachsen. Ja, esst nur alle, lasst euch von eurem Trieb steuern ... Okay, ein bisschen neidisch bin ich auch, ich würde auch gerne da jetzt reinbeißen. Aber nein, daran darf ich jetzt nicht denken. Denke an das Fett, das da drin ist, wie es sich auf meinen Oberschenkeln festsetzt, meinen Bauch dick werden lässt ...

Geschafft, der Unterricht beginnt, jetzt habe ich zwei Stunden Ruhe.

Wir haben Nachmittagsunterricht, was bedeutet, dass alle hier in der Schule bleiben und dort essen. Zum Glück gibt 's hier keine Mensa, das heißt, viele gehen zum Edeka nebenan und kaufen sich da was. Ich gehe lieber in die Stadt, zehn Minuten laufen, ein bisschen

Schaufenster gucken und dann wieder zurück. Ich weiß schon, in welche Straßen ich besser nicht gehe, weil da die Bäcker sind und der McDonalds. Also laufe ich anders herum und überstehe die Mittagspause, noch zwei Stunden Unterricht.

Um drei bin ich fertig und laufe wieder schneller als nötig nach Hause. Das Frühstück dürfte aufgebraucht sein, aber sicher bin ich mir nicht. Wahrscheinlich hat mein Körper längst auf Krisenzeiten umgestellt und verbraucht die wenigen Kalorien extra sparsam. Das bedeutet, noch mehr Bewegung, noch weniger essen.

Zuhause mache ich meine Hausaufgaben, das Heimkommen ist ziemlich schwierig, weil der Kühlschrank voll ist und hier keiner ist, der mich sehen könnte. Wenn ich Zuschauer habe, ist es einfacher, stark zu bleiben. Aber so ganz allein? Ich mache mir einen grünen Apfel, die sind so schön sauer, dass ich mir einreden kann, dass da weniger Zucker drin ist.

Dann packe ich meine Sachen und gehe ins Fitnessstudio. Mittlerweile geh ich alleine hin, Steffie geht nur selten mit. Aber ich kann wieder zwei Stunden rumkriegen, damit endlich Abend ist und ich wieder einen erfolgreichen Hungertag geschafft habe.

Das Fitnessstudio gibt mir Kraft. Da sehe ich die anderen Frauen, die schwitzen und pusten und pumpen, weil ihre dicken Körper völlig untrainiert sind. Ich komme dann mit meiner superkurzen Leggings, um all die bewundernden Blicke einzuheimsen, weil ich so schlank bin.

500 Kalorien hab ich geschafft, auf dem Fahrrad wird das so schön angezeigt. Also bin ich voll im Soll. Ich liebe es, im Minus mit den Kalorien zu sein, dann kann ich mal auf keinen Fall zunehmen, oder? Und falls ich heute Abend doch noch ein Brot esse, dann komm ich auf null, und damit kann ich leben.

Um sechs bin ich wieder zu Hause, meine Eltern kommen auch bald. Sie haben schon lange aufgehört mich zu fragen, ob sie mir eine Pizza mitbringen sollen. Schade eigentlich, unsere Pizzaabende waren immer so schön! Aber jetzt ist es angespannt, Mama weiß nicht so genau, was sie kochen soll, also hab ich gesagt, sie soll es einfach lassen. Manchmal kochen wir was zusammen, dann koche ich für sie mit extra Butter und für mich ganz ohne. Wenn ich dann sehe, wie sie so viel isst, dann hilft mir das, wenigstens ein bisschen zu essen. Hauptsache weniger als alle anderen. Dafür liebe ich meinen Bruder so. Er hat einen so gesunden Appetit. Da kann ich mich entspannen, weil er jedes Mal doppelt so viel isst wie ich und auch nicht dick ist.

Im Kreis der Familie, nur für mich, ist es einfacher. Ich mag nur gar nicht vor Fremden essen oder in der Schule, da starren mich alle nur an. »Ach, schau, sie isst ja doch ...« und so, darauf habe ich keine Lust. Vielleicht liegt es aber auch nur daran, dass ich alle beobachte und über jeden genau weiß, was er wann gegessen hat. Wenn Mama sich beschwert, dass sie so zugenommen hat, obwohl sie doch so wenig isst, dann schmunzele ich, weil ich genau weiß, was sie alles gegessen hat. Und wie viele kleine Süßigkeiten sie im Laden so nebenbei verdrückt. Das gibt es bei mir schon ewig nicht mehr, ich weiß immer ganz genau, was und wie viel ich gegessen habe, du kannst mich nachts wecken und ich sage dir die Anzahl der Kalorien der letzten Woche auf.

Heute esse ich wenigstens ein Käsebrot, mit »dudarfst«- Käse, nur eine dünne Scheibe, ohne Butter und noch mal einen Apfel. Nach dem Sport habe ich vor allem Durst und Trinken hilft. Dann rauchen und Kaugummi kauen, die besten Tipps, um den Hunger abzuwenden. Hoffentlich kann ich heute halbwegs schlafen. Das Einschlafen ist schrecklich, weil ich ständig grüble und alles zwanzigmal durchdenke. Und nachts wach ich dann auf, weil ich Hunger habe. Aber gut, das ist halt etwas, das ich in Kauf nehmen muss, wenn ich schön sein will. Und morgen ist wieder ein neuer Tag, der mit dem Gang zur Waage beginnt.

05.10.1996

Was alles passiert ist?

Das Auto fährt wieder, mit dem Reiten hab ich aufgehört, mit Tino ist nix geworden. Langsam kann ich einfach nicht mehr, immer, wenn ich was will, klappt `s nicht! Das Reiten fehlt mir, aber es ging nicht mehr. Ich hab in letzter Zeit sehr oft so Scheiß-Laune, bin dann voll aggressiv, und ich will das nicht mehr an meinem armen Pferd auslassen! Außerdem tut mir der Hintern so arg weh beim Reiten, aber das kann ich ja nicht sagen, weil mich eh schon jeder nervt, weil ich so dünn geworden wäre. So ein Quatsch, schaut doch mal ins »Airport«, schaut euch doch Luisa an, die Mädels sind heutzutage alle so dünn!

Übrigens, ich hab `s geschafft, ich wieg´ 43,6, Luisa ist wieder auf 46 Kilo rauf!!!!! Ich hab `s doch gesagt, ich knack sie, sie hat einfach kein Durchhaltevermögen und keinen Ehrgeiz – wie auch, wenn man alles in den Arsch gesteckt bekommt? Wobei, manchmal mach´ ich mir schon auch Sorgen, weil ich so gar nicht mehr essen mag.

Alles Essen ist böse, außer Obst, vor allem Äpfel sind gut und ab und zu darf ich auch mal ein Laugenbrötchen essen. Mum macht mir früh jetzt kein Müsli mehr, sie stellt mir das Obst nur noch hin, weil ich glaube, dass sie heimlich Zucker dazutut, um mich zu mästen. Auch sonst lass ich keinen mehr mein Essen kochen, irgendwie hat sich jeder gegen mich verschworen und will mich füttern!!!

Lasst mich einfach in Ruhe, habt ihr früher ja auch gemacht!!!

Nur mein Bruder ist cool, mit ihm geh´ ich auch einmal die Woche zu unserem TV-Abend in den Mac und hol mir einen McChicken! (Ok, ich kotz ihn wieder aus, aber egal, mit ihm probier´ ich wenigstens zu essen).

Ansonsten arbeite ich jetzt dreimal die Woche bei Mum im Laden, irgendeine Beschäftigung brauch´ ich ja auch.

Das ist eh immer wichtiger für mich, dass ich mich ablenken kann. Sonst denk´ ich ständig ans Essen, und das ist voll doof. Selbst in der Schule krieg´ ich fast nix mehr mit, weil ich ständig an essen und nicht essen denke, was ich alles essen werde, wenn ich dann mal wieder normal esse und wie viele Kalorien ich denn heute schon hatte.

Ach, jetzt hätt´ ich ´s fast vergessen: Hubert (mein leiblicher Vater) hat sich bei Oma gemeldet, ob ich ihn sehen will?!

Will ich das? Warum auf einmal? Mir wird langsam einfach alles zu viel!!!

10.10.1996

Oma ist im Krankenhaus, Hirntumor, ich hab´ wieder nur Ärger mit den Scheißweibern im »Airport«, Tino meldet sich gar net, ich mag nicht mehr!

Ach ja, ich hab´ Magersucht!

Sagen zumindest die Anderen. Musste ja irgendwann so kommen. Ich kann damit zwar nicht wirklich viel anfangen, aber irgendwas scheint dran zu sein. Ich mag schon gar nicht mehr essen und mein Tag ist nur gut, wenn ich abnehme oder gleichbleibe. Ansonsten muss ich dann halt `ne extra Runde joggen, oder einen »Nur-Apfel-Tag« einlegen. Das beste Mittel gegen Hunger ist viel trinken, rauchen und Kaugummi, und `ne Runde Joggen gehen, danach hat man ja eh nie Hunger.

Wenn ich merk´, ich krieg´ Hunger – was eigentlich immer seltener vorkommt, ich hab ´s meinem Magen schon abtrainiert, glaub´ ich – dann trink´ ich erst mal ganz viel Wasser, das füllt den Bauch schon mal. Wenn das nicht reicht, rauch ich eine und ess´ Kaugummi; zuckerfrei natürlich. Dann ist der Hungeranfall meistens vorbei.

Am besten ist es natürlich, wenn ich mich ablenke, so wie in der Schule, da darf man ja eh nicht essen, blöd ist es da nur in der Pause. Mann, das kostet echt Kraft, wenn dein Magen knurrt und du allen anderen zusehen musst, wie sie zum Bäcker gehen oder ihre Brote essen. Aber das dauert ja nur eine Viertelstunde, dann geht ´s weiter und die Gefahr ist gebannt. Auch im Fitnessstudio ist ´s gut, weil da alle nichts essen, da bin ich umgeben von Menschen, die abnehmen wollen. Da gibt ´s Lob und Aufmerksamkeit und Anerkennung, das tut so gut. Außerdem stell´ ich mir immer vor, was ich alles Leckeres essen werde, wenn ich dann mal wieder esse. Ich schmeck´ den Burger, als wäre er wirklich im Mund. Meistens reicht es schon, nur Pizza zu riechen. Wird man vom Riechen auch dick? Zumindest denk´ ich das, aber das ist Blödsinn, oder??? Oh, es gibt so viel leckeres Essen, da freu ich mich schon drauf!!! Irgendwann ...

(Manchmal frage ich mich schon, wann das eigentlich sein soll, aber diese Ideen schieb´ ich zur Seite.)

Ich habe meine Tage nicht mehr, kann kaum noch groß auf´s Klo, außer mit Abführmitteln. Ich weiß net, wie ich das beschreiben soll, aber Hunger zu haben ist berauschend, es macht mich frei und glücklich, weil ich etwas kann, was andere nicht können. Wenn ich was gegessen habe, dann fühl´ ich mich so träge, so satt, so fett, so nutzlos – aber wenn ich Hunger habe, dann bin ich stolz auf mich und ich fühl´ mich, als könnt´ ich über allem fliegen.

10 .01.1997

Lang ist ´s her, Weihnachten und Silvester sind rum, aber richtig was mitgekriegt habe ich nicht davon. Ich fühl mich dauernd überfordert und traurig, kann aber nicht sagen, wo das herkommt.

Und trotzdem bin ich ständig unruhig, kann nicht still sitzen, muss mich bewegen.

Lesen geht gar nicht mehr, ich kann mich kaum noch konzentrieren – das letzte Buch war über Magersucht und das hat mir echt die Augen geöffnet! Scheiße, ich steck´ da voll drin! Es hat so harmlos angefangen, ein bisschen Hungern mit Luisa, ein bisschen Fitnessstudio ... Tja, alle haben die Kurve bekommen, warum ich nicht??? Ich dachte, für so etwas muss man einen echten Grund haben, vergewaltigt worden sein oder so?! Ich hab doch auch nicht mehr Probleme als andere in meinem Alter, oder?

Allerdings hab´ ich so das Gefühl, bald am Ende meiner Kräfte angekommen zu sein, viel halt´ ich jedenfalls nicht mehr aus.

Mum war mit mir bei einem Nervenarzt, der hat mir Therapie vorgeschlagen, hat Blut abgenommen, da ist soweit alles erst mal recht gut! Seither halt ich auch halbwegs mein Gewicht bei 44 Kilo, dafür könnt´ ich nur noch heulen. Meine Gefühle spielen Achterbahn, ich hab völlig den Bezug zu der Welt verloren.

Außer wenn ich dieses Hungergefühl spüre, dann weiß ich, dass ich noch da bin!

Und ganz ehrlich, wenn ich vom Nichtessen total geschwächt bin und frier´, weil mir so schrecklich kalt ist, dann geht´s mir, so komisch es klingt, trotz allem gut! Es ist so, wie wenn man auf einen Berg steigt und dabei schwitzt und voll fertig ist – du fühlst dich trotzdem gut dabei, weil du weißt, du kommst deinem Ziel näher, diese Nebenwirkungen gehören eben dazu und sind auch erwünscht, denn wenn das so leicht wäre, würde es ja jeder können!!!

Ich kann die Welt da draußen nicht kontrollieren und habe keinen Einfluss darauf, was der Tag so bringt ... und meistens bringt er nur Scheiße... oder was für Gefühle da wieder in mir sind ... aber das hier kann ich kontrollieren. Ich kann meinen Körper kontrollieren, die Menge an Nahrung, die er bekommt und mein Gewicht.

Allerdings erwisch´ ich mich immer öfter dabei, wie ich dauernd dasselbe denke, immer wieder und wieder, bis es mir auffällt und ich dann sozusagen weiterdenke. Oder dass ich nicht aufhören kann, über eine Sache nachzudenken. Erst hab´ ich mich mit den Gedanken über ´s Essen von meinem Gefühlschaos abgelenkt, von all den Verliebtheiten, die doch nur enttäuscht wurden.

Jetzt denk´ ich zwanghaft an essen, nicht essen und so weiter und muss mich mit Sport oder Arbeit davon ablenken. Ich kann nachts nicht einschlafen, wach´ständig auf, der Horrortraum: Ich sitz´ irgendwo und ess´ Berge von fettigem Essen und ich kann ´s nicht rauskotzen!!! Wenn ich also nicht jeden Tag im Voraus plane, dann hab´ ich Angst davor, ich könnte mal nichts zu tun haben, Langweile haben und dann essen, also muss ich jeden Abend mir genau überlegen, was ich am nächsten Tag mache. Langsam komm´ ich mir vor wie so ein Kontrollmonster, bloß alles im Griff haben, sonst geht die Welt unter...

Es ist so komisch, weil ich mich so von außen betrachten kann und da weiß ich alles, da weiß ich, ich muss essen, da weiß ich, dass das alles von der Krankheit kommt ... Aber wenn ich dann ein Brötchen in der Hand habe, geht gar nichts. Ich brauch´, um einen Apfel zu essen, fast eine Stunde, so langsam knabber´ ich drauf rum, aber für mich ist das normal, nur an der Reaktion der Anderen sehe ich, das es das wohl nicht ist...

02.02.1997

Ich bin so langsam echt froh, in Therapie zu kommen, weil Magersucht wohl doch eine ernste Krankheit ist. So langsam wächst mir das alles über den Kopf.

Ich hab´ keine Kontrolle mehr!!! Ich will essen und kann es nicht!!!! Ich will wieder normal sein!!!

04.02.1997

So, jetzt ist es soweit, Papa ist auf Messe und mein Bruder, meine Mutter und ich haben Riesenkrach. Sie sitzt heulend im Wohnzimmer, ich bin in meinem Zimmer und mein Bruder ist weggefahren ... Und das alles wegen mir!!! Ich komm´ mir so schuldig vor, ich bring´ wegen dieser blöden Krankheit noch unsere Familie auseinander! Ich glaube, Mum schämt sich voll wegen mir, denn langsam hat es sich herumgesprochen, dass ich magersüchtig bin. Und sie wird im Laden öfter darauf angesprochen. Das ist ihr peinlich, weil doch nach außen hin der gute Schein gewahrt werden muss!

Außerdem glaube ich, dass sie sich die Schuld für all das gibt. Sie kann es nicht lassen, mir das ständig zu sagen. Klar, es ist bestimmt nicht einfach, mir beim Verhungern zuzuschauen, aber was hat sie damit zu tun? Ich tu doch nur mir selber weh und keinem anderen. Trotzdem seh´ ich in ihrem Blick, wie sie mir vorwirft: Warum tust du mir das an?!! Was sagen die Leute?! Oder sie macht eben auf Opfer, sie Arme, dass sie dieses Schicksal zu tragen hat, dass ausgerechnet ihre Tochter so etwas hat – und sonnt sich dann in der Aufmerksamkeit der Anderen.

Mit ihren Versuchen, mich zum Essen zu bewegen, macht sie alles nur noch schlimmer! Kann sie mich nicht einfach in Ruhe lassen? Dann dauernd dieses Beobachten: Isst sie, isst sie nicht... Ich bin doch keine Aussätzige!

Mein Bruder versucht mich zu verteidigen. Dann haben die beiden auch noch Knatsch.

Was soll ich denn machen? Am liebsten wäre ich gar nicht mehr da, schließlich bin ich an all dem Schuld! Aber ich wollte doch nie jemandem schaden!!!

Ich zieh´ mich immer mehr zurück und krieg auch immer weniger mit! 42 Kilo wiege ich jetzt! Auch wenn ´s Scheiße ist, weil krank ... Ich bin richtig stolz drauf, auch wenn mich niemand versteht!

Wann genau hat sich das eigentlich gedreht? Erst fanden es alle toll, wie super ich abgenommen habe, irgendwann war es so augenscheinlich, dass ich nach Diättipps gefragt worden bin und die Bewunderung war riesig, wie toll ich es doch schaffe, mich zurückzuhalten usw ... Jetzt bin ich die Kranke! Ich glaube, dass es ein paar Menschen gibt, die sich jetzt freuen, dass es krankhaft ist bei mir, nämlich genau diejenigen, die keinen Willen haben und es nie schaffen würden abzunehmen, obwohl es da echt nötig wäre. Die können aufatmen und sagen – na, bevor mir so etwas passiert, da ess´ ich lieber weiter.

Menschen sind eigenartige Wesen!

Bis bald!

Der Punkt, als es bei mir gekippt ist, war tatsächlich ein Buch, das mir meine Mutter in die Hand gedrückt hatte. Da stand recht fachmännisch und medizinisch eben alles drin, was man über Magersucht wissen sollte – und es standen alle Symptome dieser Krankheit, vom Ausbleiben der Regel über ständiges Frieren und der Flaumbildung auf dem Rücken, weil der Körper auf die Dauerunterkühlung reagiert, bis eben hin zur Essensverweigerung, der ständigen Selbstverarschung, dass man ja morgen wieder normal essen würde, nur heute eben nicht (nur dass das Morgen nie kommt!) - alles drin!

Die zwanghafte Fixierung auf die Waage, die über gute und schlechte Tage bestimmt, Depression, Stimmungsschwankungen und das Sich-Zurückziehen, von der

Außenwelt abkapseln, all das sind Merkmale der Krankheit. Als ich das gelesen hatte, fiel es mir wie Schuppen von den Augen, wie man so schön sagt.

Und das ist für mich bis heute noch jedes Mal wieder faszinierend. Denn jeder Magersüchtige, egal welche Geschichte dahinter steht, berichtet über genau diese Dinge. Wie man sich selber bescheißt, weil man jeden Tag einspart, um am nächsten Tag mehr essen zu können, aber man tut es nicht. Über den Hype und den Kick, den es einem bringt, wenn man sich selber wieder besiegt hat und nichts gegessen hat oder die Waage den Erfolg anzeigt! Wie man mit zittrigen Beinen kaum noch die Treppe raufkommt und eigentlich nur noch zusammenbrechen möchte, aber sich dann erst recht antreibt, weil Schwäche eben eine Schwäche ist und nicht zu einer ehrgeizigen Magersüchtigen passt.

Der Stolz in den Augen eines jeden Magersüchtigen, wenn er sein unterstes Gewicht, das er je erreicht hat, preisgibt, die Konkurrenz mit Mitmenschen, man will ja besser sein. Das völlige Ausblenden aller negativen Dinge, die man sehr wohl spürt, sich aber nie eingestehen würde. Wie man seine Sucht bis aufs Letzte verteidigt, nur um den Schmerz nicht ertragen zu müssen, den man unweigerlich empfinden würde, wenn man sich eingesteht, dass man auf dem Holzweg ist. Du willst nicht auf die anderen hören, die dir sagen, dass du zu dünn bist, dass es nicht mehr schön ist. Ich habe mir immer gesagt, die sind nur neidisch auf meine Kunst der Selbstbeherrschung.

Klar, sonst hätte ich ja all das, worauf ich die Monate und Jahre hingearbeitet hatte, als falsch anerkennen müssen. Nicht, nachdem ich so viel Energie da hineingesteckt hatte! Nein! Also drehst du alles um, jeden, der dich eigentlich mitleidig anschaut, nimmst du als Erfolg, weil deine Dürrheit aufgefallen ist. Du hast eine Wirkung erzeugt. Für mich war jeder, der mich füttern wollte oder mich auf mein Untergewicht angesprochen hat, ein Geschenk! Wieder hatte ich es geschafft, bemerkt und gesehen zu werden. Ich hatte eine Leistung erbracht, jetzt sah man das endlich und sprach mich darauf an!

Dass es besorgte Menschen waren, die ehrlich Angst um mich hatten, kam nicht zu mir durch. Für mich waren das Komplimente!

Und dieses Lügengebilde ist bei allen Essgestörten gleich. Dieser Verlust der Realität. Ich habe mich nie so dünn gesehen. Ich fand mich immer noch zu dick, auch ganz am Ende. Es gab immer noch Körperteile, an denen der Feind Fett saß, die man noch besser hätte definieren können. Aber es gab auch die Zeiten, wenn ich für mich war, an denen ich meine Hilflosigkeit spürte, in denen ich an mir herunterschaute oder in den Spiegel sah und für kurze Momente wirklich sehen konnte, wie ich aussah. Es war so schrecklich, so schmerzlich, zuzugeben, dass man alle seine Energie für eine Krankheit geopfert hatte. In diesen Momenten überkam mich eine so große Trauer, ein solcher Schmerz, dass ich schnell wieder dicht gemacht habe und lieber weiter in die falsche Richtung gerannt bin. Das kannte ich wenigstens, das war gewohnte Qual!

Und dann triffst du einen Gleichgesinnten und erkennst, dass du – zum Glück! – nicht alleine bist. In den guten Momenten war ich einfach nur froh sagen zu können, dass ich nicht einfach nur zu doof war und mich auf das falsche Spiel eingelassen hatte, ohne es zu merken, sondern dass es eben diese Krankheit war, die ich aufgeschnappt habe, wie andere einen Schnupfen und dass sie Schuld an meinem eigenartigen und verkehrten Verhalten ist. Manchmal hilft es, die ganze Sache so zu sehen, dann kann man anfangen, sich zu verzeihen.

Bis dann wieder die andere Seite da ist, die Süchtige, die einfach nicht nachgeben will und dir weiterhin vormacht, dass du eben was Besonderes bist, dass du Dinge kannst, die andere nicht können. Und da willst du keine Konkurrenz. Selbst heute noch, wenn ich nach Jahren einen Betroffenen treffe oder Talkshows über das Thema anhöre, steigt der Neid und die Wut in mir hoch, wenn andere davon berichten, wie es bei ihnen war - und ich will immer hören, dass ihr unterstes Gewicht weniger weit unten war als meines.

Auch in der Klinik war es ein ständiges Auf und Ab, Konkurrenz darum, wer dünner ist oder war, wer langsamer, wer weniger aß oder gegessen hatte, auch nach Monaten Therapie. Wir wussten es alle besser, aber zumindest bei mir war es so, dass ich einfach keine andere Sache mehr hatte, in der ich gut war. Ich hatte für das Hungern alles geopfert, mich voll und ganz dem Abnehmen gewidmet, um da Höchstleistungen zu bringen. Ich konnte nichts anderes mehr. Ich hatte mein Reiten aufgegeben, mein Ein und Alles, nur um die Beste im Hungern zu sein und ich war verdammt noch mal stolz darauf und bin es heute noch. Auch wenn es komisch klingt, aber jetzt, wo ich die Krankheit besiegt habe, gestehe ich mir trotzdem diese Leistung zu, denn es war eine Leistung.

Aber um gesund zu werden, musste ich natürlich erst mal diese fixe Idee, es wäre etwas Erstrebenswertes, sich selber die Nahrung zu verweigern, loslassen und erkennen, dass am Ende dieses Weges einfach nur der Tod stand und steht.

Auch das ist etwas, was ich von jedem Süchtigen höre: dieses Zweigeteilt-Sein, dieses Hin- und Hergerissen-Sein. Ich dachte lange Zeit, es sind Engelchen und Teufelchen, die da streiten. Aber so einfach ist es nicht. Die Seite, die mich hungern ließ, mich zu Höchstleistungen antrieb und mir immer wieder die Kraft gab, weiterzumachen und stark zu sein und ja, auch hart mit mir zu sein und mich nicht in Selbstmitleid zu suhlen, gab mir andererseits auch genau die Kraft, später immer weiterzumachen, als ich am Boden lag, in Depressionen gefangen war, ohne Lebenswillen und einfach aufgeben wollte.

Oder wenn ich mich so schwach und klein fühlte, so unbedeutend und unfähig zu allem, dann war und ist heute auch noch genau diese Seite aber meine Stütze, um selbstbewusst weiterzulaufen, wieder aufzustehen und wieder von vorne anzufangen, wenn es denn nötig ist.

Die »Engelseite«, wie ich anfangs dachte, also die Liebe, die mir immer wieder zuredete, ich solle doch etwas essen, ich wäre zu dünn, ich wäre doch liebenswert genug, um weiterleben zu dürfen, also die Seite, die mir eigentlich half, mich aus den Klauen dieser kalten Magersucht herauszureißen, die mich auch mal hinsetzen und ausruhen ließ, war aber vor allem später genau die Seite, die mich aufgeben ließ, die mir die Kraft raubte und mich zum heulenden Elend machte.

Es wäre ja auch zu einfach gewesen, wenn es nur die gute oder schlechte Seite gegeben hätte, dann hätte man nur eine zum Schweigen bringen müssen und man wäre gesund. Aber so ist es nicht, und ich brauchte Jahre, um zu erkennen, dass beide Seiten wichtig und hilfreich für mein Leben waren und sind. Beide brauchen ihre Zeit und ihren Raum, gemeinsam machen sie mich aus und ich kann sie für, nicht gegen mich nutzen.

Bis zu dem Zeitpunkt war für mich das, was ich da täglich tat, völlig normal: das wenige Essen (manchmal nur einen Apfel am Tag oder die komplette Nahrung sofort wieder rauskotzen), das exzessive Training (jeden Tag Jogging, ins Fitnessstudio), die Stimmungsschwankungen (ich hatte nicht grundlos das Reiten aufgegeben – innerhalb von Sekunden konnte meine Laune von entspannt bis hin zu völlig aggressiv umschlagen, ich ließ mir nichts mehr sagen, reagierte sofort mit Ablehnung oder aber, was am häufigsten der Fall war, ich weinte stundenlang vor mich hin, hatte überhaupt keinen Antrieb mehr und empfand mein ganzes Leben als sinnlos). Ich tat das eben und dachte nicht darüber nach. So war ich eben und fertig!

Und dann dieses Buch und die Erkenntnis, dass das eben nicht normal ist, dass mein ganzes Leben, wie es zu der Zeit war, einzig und allein von dieser Krankheit geprägt war. Nichts davon war ich!!! Das hatte gesessen und ich musste das erst mal verdauen.

Aber ab dem Punkt fühlte ich mich auch nicht mehr gut mit der Hungerei. Was davor für mich eine gigantische Leistung war, auf die ich so stolz war, die mich über den Tag und über so manches tiefe Gefühlstal gehoben hatte, all das war plötzlich nichts mehr wert!

Wenn ich mich jetzt auf die Waage stellte (heimlich, weil der Arzt gemeint hatte, das solle ich nicht mehr tun) und mein Gewicht runter ging, war ich klar stolz, aber sofort kam meine andere Stimme, die sagte: »Du bist krank, du bist wertlos, du machst allen nur Kummer!«

Dann Engelchen und Teufelchen, die sich permanent in mir stritten. Egal, um was es ging und sei es nur Essen »Du kannst das nicht essen, das macht dich dick, dann war alles umsonst, wird´ nicht schwach« – »Komm, ein Brötchen geht schon, die Anderen essen viel mehr, das kannst du schon essen, du fällst sonst um«, so ging es den ganzen Tag, hin und her, bei allem. Bis ich überhaupt keine Entscheidungen mehr treffen konnte und auch sonst keine Konzentration bei irgendetwas hatte, weil dieser Dauerstreit zwischen meinen beiden Seiten sich einfach in einer Endlosschleife befand. Ich konnte nicht mehr lesen, spätestens beim dritten Satz merkte ich, dass ich schon wieder mit den Gedanken abschweifte und keine Ahnung hatte, was ich gerade gelesen hatte. Auch Fernsehen ging eigentlich nicht, aber da fiel es nicht so auf, denn ich saß halt davor und grübelte - oder mobbte mich, wie schon erwähnt, selber.

Aber davor war es einfacher gewesen, da hieß es einfach: Runter mit dem Gewicht – guter Tag, rauf mit dem Gewicht – Scheiß-Tag mit viel Joggen und wenig Essen. Aber jetzt wurde es kompliziert, weil die klare

Entscheidung, immer mehr abzunehmen, Gegenwind bekam, jetzt wurde das Gestreite in meinem Kopf immer heftiger: »Iss was, das ist nur die Krankheit, die dich abhält, sei gut zu dir, gönn dir was!« - »Die wollen dich nur wieder fett sehen, damit sie sich besser fühlen, du hast so toll abgenommen, lass dir das nicht nehmen, du willst doch nicht wieder dick sein!«

Kein Wunder, dass ich irgendwann so fertig war, dass ich angefangen habe, einen richtigen Zählzwang zu entwickeln. Ich zählte einfach immer bis sieben, meistens Ecken und Kanten, immer, bis ich bei der sieben war, dann wieder von vorne. War zwar auch nervig, aber es hinderte meine beiden Seiten daran, in einer Dauerdiskussion zu enden.

Ich wurde immer depressiver und des Öfteren habe ich über Selbstmord nachgedacht, da ich jetzt spürte, wie hilflos ich war, wie gefangen in diesem Teufelskreis, denn wenn ich etwas aß, dann fühlte ich mich so träge, schlapp, müde, faul und vollgestopft, dass ich das kaum aushalten konnte und wollte. Allerdings wurde ich dann gelobt und ich sah, wie alle sich freuten und glücklich waren. Aß ich nichts, ging das Kopfkino los und meine Eltern waren enttäuscht – dafür fühlte ich mich gut.

Als mein Vater dann mit der Möglichkeit einer stationären Klinik kam, war das für mich die Rettung.

Ich musste raus von zuhause, raus aus diesem Sumpf von Schuld und Vorwürfen und Elend, weg von den Leuten, die ich da so alles kennengelernt hatte, Ortswechsel, Neuanfang!

Das klang gut!

25.02.1997

Wir waren heute alles zusammen (mein Bruder, Mama und Papa) in dieser Psychosomatischen Klinik. Dort ist Donnerstagvormittag so eine offene Runde, wo alle Patienten, alle Therapeuten und das ganze Servicepersonal anwesend sind und sich vorstellen. Also ein Tag der offenen Tür für neue Patienten. Mittlerweile ist mir eh alles egal und alles ist besser, als so weiterzumachen wie bisher. Aber es hat mir auch gefallen, wenn man das bei einer Klinik so sagen kann?

Ich hab´ da eine Frau gesehen, ach du meine Güte, sie war so dünn, wirklich nur noch ein Skelett! Sie musste sich ein Kissen unter den Po legen, weil sie sonst auf ihren Knochen nicht hätte sitzen können. So etwas hab´ ich noch nie gesehen und es hat mich wahnsinnig erschreckt. Das ist dann wohl das Endstadium?

Aber es hat mich auch verunsichert – ich meine, bei ihr ist es ja wirklich ganz klar, dass sie Hilfe braucht, sie hat echt ein Recht, dort zu sein, aber ich? So dünn bin ich doch nicht, darf ich dann überhaupt so einen Klinikplatz annehmen?

Wir haben dann noch mit dem Chef der Klinik gesprochen, er hat uns Unterlagen gegeben und meinte, wir sollten das bei der Krankenkasse eben beantragen, er sähe da keine Schwierigkeiten, dass ich relativ schnell dorthin könnte!

Also gut, Augen zu und durch!

Meine Eltern haben sich dann um alles gekümmert, ich glaube, wir waren einfach alle total erleichtert, dass es da einen Ort gab, an dem man mir helfen konnte. Sie waren hoffnungslos überfordert mit der Situation: Wie kann man auch zuschauen, wie sich die eigene Tochter aus dem Leben hungert? Aber jetzt gab´s da die Klinik, die würden das schon richten. Ich hab´ auch erst einige Zeit später kapiert, dass das eben niemand richten kann außer mir. Leider ist Magersucht, wie alle anderen psychischen Erkrankungen, nicht einfach so heraus zu operieren...

Jedenfalls hat alles geklappt und ich konnte Anfang März 1997 mit meinen neunzehn Jahren dort in der Klinik aufgenommen werden.

Der letzte Gedanke, dass ich doch gar nicht krank genug sei, um dort bleiben zu dürfen, hatte mich die letzten Tage zu Höchstleistungen getrieben, so dass ich körperlich und seelisch wirklich völlig am Ende dort eingewiesen wurde, mit 38 Kilo bei einer Größe von 165 cm.

Ich bin zugegebenermaßen auch heute noch stolz darauf, so blöd das klingt – es ist wie später mit dem Abitur: Ich hab 's nie gebraucht, aber ich hab 's eben, das kann mir keiner mehr nehmen. Und wenn ich heute doch so einige Fettpölsterchen mehr habe, habe ich für mich immer die Gewissheit: Das hast du damals geschafft! Wie eine Trophäe, die man irgendwann einmal bekommen hat ...

Ich weiß nur, dass ich mich selbst an diesem Tag noch viel zu dick gefühlt habe, weil die Wahrnehmung meines Körpers echt im Eimer war. Mein Papa hat ein Foto von mir nackt gemacht, weil wir die Idee hatten, dass es irgendwann einmal als Abschreckung dienen könnte – leider ist dieses Foto nichts geworden ... Manchmal denk ich mir, es sollte so sein. Ich weiß nicht, ob ich den Anblick von diesem Häufchen Elend, das ich nur noch war, ertragen könnte, jetzt, wo ich mich wieder halbwegs lieb habe.

Teil 2: Klinikaufenthalt

06.03.1997

So, jetzt bin ich also den ersten Tag hier. Gestern haben Mama und Papa mich hergefahren. Nach einigen Vorgesprächen haben sie mich dann noch auf mein Zimmer gebracht. Es ist ein schönes Zimmer, mit Bett, Tisch, Schrank und mit Badezimmer. So wie ich das verstanden habe, wird das sauber gemacht, ich muss mich einzig und allein um die Wäsche kümmern – aber auch das wird wohl die nächsten Wochen für mich erledigt werden, weil ich nämlich in »Klausur« sitze. Das heißt, bis ich 46 Kilo wiege, muss ich hier in diesem Zimmer bleiben, weil mein Gewicht so niedrig ist, dass ich laut deren Meinung körperlich nicht in der Lage bin, an der Therapie teilzunehmen!

Ich war dann noch beim Blutabnehmen und beim EKG, weil die hier wissen wollten, wie angeschlagen ich bin, aber anscheinend ist soweit alles ok. Hätt´ ich denen auch sagen können! Ich bin ja bis gestern auch ohne Probleme draußen rumgelaufen und jetzt so ein Theater! Naja gut, wenn man bedenkt, dass zehn Prozent der Magersüchtigen an ihrer Krankheit sterben, ist es wohl besser, so vorsichtig zu sein.

Ich war dann gestern noch bei meiner Therapeutin. Sie haben hier vier Therapeuten, die jeweils circa zehn Patienten betreuen, meine heißt Gabriele.

Sie war nett, allerdings lässt sie nichts durchgehen, das hab´ ich schon gemerkt! Wir haben uns über die Bedingungen für den Aufenthalt hier unterhalten und dann einen Vertrag ausgearbeitet.

1. Ich muss 46 Kilo erreichen, um überhaupt aus der »Klausur« zu kommen, das heißt, wenn ich Therapie will, muss ich jetzt erst mal acht Kilo zunehmen.

2. Keine sportlichen Aktivitäten auf dem Zimmer, keine Übungen oder Dauertanzen, auch kein Musikhören; Malen usw. in Maßen, eben nichts, was Kalorien verbrennt!

3. Zweimal die Woche gibt es für mich ein Einzelgespräch. Ich darf einmal am Tag 15 Minuten mit einer Mitpatientin einen langsamen Spaziergang machen und zweimal am Tag kommt für 15 Minuten eine Mitpatientin, mit der ich mich unterhalten darf. Mehr nicht.

4. Wenn ich aus der Klausur raus bin, ist mein Endziel, 50 Kilo zu haben (das ist mir am schwersten gefallen. Hallo! 50 Kilo??? Wie viel denn bitte noch???)

Und ja, natürlich habe ich unterschrieben! Ich meine, ich bin ja hier, um mir helfen zu lassen, da muss ich eben auch mal darauf vertrauen, dass sie wissen, was sie da tun.

Außerdem gibt es noch das Schwesternzimmer, das ist immer besetzt, also wenn ich, egal wann, irgendetwas habe, soll und darf ich mir da Hilfe holen.

So, das war ´s zu gestern ... Außer, dass sie mir da Mengen an Essen reingebracht haben!!!

Wer soll das bitte alles essen???

Es gibt hier so etwas, das nennt sich »abstinentes Essen«, das heißt, irgendein Schlaukopf hat sich das ausgedacht, das wäre so ziemlich genau die Menge, die man als Frau am Tag so braucht und weil hier so viele Essgestörte sind, ist das die Richtschnur, nach der wir »Essies« essen sollen. Klar, ist ja auch irgendwie blöde, weil woher soll ich wissen, dass ich mich wieder süchtig verhalte?! Ein Alkoholiker weiß, ich hab´ gesoffen, hatte also einen Rückfall – ich hab´ nicht gesoffen, ich bin clean! Aber wie soll man das beim Essen handhaben? Wann ess´ ich magersüchtig, wann ess´ ich zu viel?

Also haben sie sich hier das ausgedacht, damit wir uns daran halten. Diese Menge ist die richtige (außer den Zwischenmahlzeiten, die kriegen nur die, die zunehmen sollen!) und wenn ich das nicht aufesse, hab´ ich einen Rückfall, wenn ich mehr esse (was wohl nicht wirklich passieren wird), dann auch und wenn ich das brav aufesse, dann bin ich clean. Gar nicht mal so doof!!! Wenn das nur nicht sooo viel wäre!

Das ist der Plan: (ZMs sind für mich zum Zunehmen):

08.00 Uhr Frühstück: 1 Brötchen oder Brot mit Belag (Käse oder Wurst) und 1 Stück Butter, 2 Stück Obst, (¼ Apfel oder Birne oder Banane), 1 Müsli mit 3 Löffeln Haferflocken und zwei Löffeln Quark/ Joghurt.

10.30 Uhr Zwischenmahlzeit: meistens Bananen oder Schokoshake

12.00 Uhr Mittagessen: 1 Teller mit irgendetwas Warmen, Fleisch mit Kartoffeln/ Nudeln/ Reis, Fisch mit Kartoffelsalat oder Pfannkuchen mit Füllung. Ich schätz´ mal, die Portionen sind etwas kleiner als in einem Restaurant. Dazu ein Stück Obst oder Joghurt, wie man mag.

15.30 Uhr Zwischenmahlzeit: Vanille- oder Schokopudding

18.00 Uhr Abendessen: 1 Brot mit Butter und Belag plus 5 Teile Rohkostsalat (Kartoffelsalat, Reissalat, Nudelsalat oder Blumenkohlsalat, Gurkensalat, rote Beete Salat usw.) oder 2 Brote mit Butter und Belag mit 3 Teilen Rohkostsalat.

20.30 Uhr Zwischenmahlzeit: Joghurt mit Obst

Ich hab´ bis jetzt versucht, so viel zu essen, wie ich schaffe, was wahrscheinlich nicht gerade sehr viel war. Den Pudding hab´ ich stehenlassen. Die Schwester, die mir das Essen gebracht hat, hat auch nichts dazu gesagt, also scheint ´s wohl okay zu sein.

Ist halt blöd, weil vieles davon mir nicht schmeckt – wenn ich schon zunehmen soll, könnt´ ich dann net wenigstens was Leckeres haben? Andererseits denk´ ich mir, ist ja gut so, dann fällt es mir auch nicht schwer, wenn ich hier jemals rauskomme, auf dieses Essen wieder zu verzichten!

Nach dem Frühstück kommt dann eine Mitpatientin, meine Sponsorin, so nennen die das hier, und eine, die kommt immer nach dem Abendessen. Das scheint hier so üblich zu sein, dass immer die Neuen eine Sponsorin für ´s Essen bekommen, die, weil sie schon länger da ist, mir dann helfen kann, wenn ich Fragen habe oder so. Früh kommt Kerstin, sie ist total lieb, etwa mein Alter und Bulimikerin. Sie weiß also ziemlich gut, wie schwer das ist mit dem »abstinenten Essen« klarzukommen. Mit ihr darf ich fünfzehn Minuten reden. Wer am Abend kommt, weiß ich noch nicht, mal sehen, hoffentlich noch so eine liebe Person, schließlich ist das mein einziger Kontakt nach draußen! Außerdem soll ich an meine Tür eine Liste hängen, in die sich jeder, der Lust hat, mit mir spazieren zu gehen, eintragen kann.

Gabriele hat mir schon angedroht, dass mir der Spaziergang gestrichen wird, wenn ich nicht zunehme!

*Beim Wiegen jeden Morgen soll ich mich rückwärts drauf-
stellen, damit ich gar nicht so genau sehen kann, wie `s wie-
der raufgeht und es für mich nicht so schwer ist. Oh Mann,
komplette Kontrollaufgabe!!*

*Mir geht 's grad gar net gut, ich sitz´ einfach hier rum, fühl´
mich so vollgefressen, mein Bauch ist `ne einzige Kugel und
außer Warten auf ´s nächste Essen gibt 's nichts zu tun. Bin
nur noch am Heulen, werd´ jetzt Enigma hören und einfach
alles rausheulen, vielleicht geht 's dann besser ...*

*Ich fass´ es nicht, nur weil ich meinen Teller nicht aufgeges-
sen habe beim Abendessen, hat mich die blöde Schnalle von
Schwester voll dumm angemacht! Ich solle doch aufessen,
für was wäre ich denn sonst hier, bla bla!!!*

*Ok, ab heute entsorge ich den Rest eben einfach im Klo!
Selber Schuld!*

Gute Nacht!

13.03.1997

*Eine Woche ist rum und es ist ein verdammter Kampf! Ich
habe bisher 1,2 Kilo zugenommen und seit ich das weiß,
krieg´ ich keinen Bissen mehr runter. Am liebsten würd´ ich
alles ins Klo spülen!*

Heute hatte ich mein drittes Einzelgespräch mit Gabriele.

Bei den ersten beiden Gesprächen hab´ ich hauptsächlich erzählt, wie es mir bis hierhin ergangen ist, wie ich so zu meinen Eltern stehe, so die oberflächlichen Daten. Aber heute ging´s wirklich zur Sache, die Frau ist echt gut!

Ich glaube, sie hatte früher auch Magersucht, zumindest weiß sie genau, von was sie spricht. So was merkt man einfach, ob jemand nur angelesenes Wissen aus Schulbüchern hat, so wie der Nervenarzt, bei dem ich war, oder ob einer wirklich weiß, von was er da redet, weil er das selber mitgemacht hat. Ich hab´ Kristin gefragt, sie glaubt das auch, wir sind nämlich beide bei ihr und sie ist genauso begeistert.

Also, wir haben uns jedenfalls so unterhalten und es ging ums Essen und warum ich nicht aufesse, warum ich mein Essen, das ich bekomme, im Klo runterspüle.

Wow, diese Kritik hat mich gleich zum Weinen gebracht! Seit wann bin ich eigentlich so empfindlich? Bei der kleinsten Kritik fall´ ich zusammen, weil ich doch nur das liebe, brave, angepasste Mädchen sein will, das alles richtig macht! Ich ertrage es nicht, wenn ich etwas falschmache! Da ist mir klargeworden, dass ich komplett aufgehört habe, für mich einzustehen! Es geht ums NEIN sagen. Ich kann das nicht mehr! Ich rede nur noch mit dem Strom, habe keinerlei eigene Meinung mehr!!! Wann hat denn das angefangen? Ich weiß noch nicht einmal mehr, was meine Meinung eigentlich ist!!! Ich habe keine mehr!!!

Wir haben darüber gesprochen, und Gabriele meinte, vielleicht ist das »Nein« zum Essen mein einziges »Nein«, weil ich es ansonsten nie tue, dass ich mich mal weigere, dass ich mich mal für mich einsetzte, ist dieses »Nein« zum Essen immer stärker geworden. Und dass ich endlich anfangen sollte, in meinem Leben, im Kontakt mit Anderen, »Nein« zu sagen, bei mir zu bleiben, nicht immer den anderen Recht zu geben, sondern fühlen, was ich möchte und dazu zu stehen! Früher konnte ich das doch auch, da war ich Klassensprecher, hab mich für andere eingesetzt, für mich ... aber jetzt?

Ganz spontan ist mir dazu eingefallen, dass mein letztes »Nein« das zum Reitlehrer war! Da war ich noch stark und hab´ ihm ins Gesicht gesagt, dass er aufhören soll uns anzufassen!! Aber das Leben ist eben kein Wunschkonzert und mein »Nein« ist voll nach hinten losgegangen! Es ist genau das passiert, vor dem ich doch so Angst habe: Ich war bei allen unten durch, ich war der Arsch und während er ohne irgendeine Konsequenz als Reitlehrer weitergemacht hat, bin ich aus dem Stall gegangen, weil die Stimmung gegen mich nicht auszuhalten war.

Ich hab´ also verdammt noch Mal schon einen guten Grund, nicht mehr »Nein« zu sagen, oder?

Aber so läuft es manchmal im Leben, ich darf mich deshalb nicht unterkriegen lassen. Wenn ich also ganz langsam wieder anfange, für mich einzustehen, sei es bei Jungs, wo ich eben - auch auf die Gefahr hin, dann abgelehnt zu werden -

einfach mal »Nein, ich will das jetzt nicht« sage oder auch zuhause mal gegen Mama meine Meinung sage und mich behaupte oder auch in der Schule nicht immer nur angepasst bin, vielleicht ist dann auch wieder Platz zum Essen in meinem Bauch!!!???

Ich hab´ dann kurz bevor wir fertig waren gemeint, dass ich das alles so satt habe. Als Hausaufgabe bis zur nächsten Sitzung soll ich zehn Sachen aufschreiben, die ich satt habe!

Sie meinte dann noch: »Viel Spaß damit!« Mmmh, was meinte sie damit?

14.03.1997

Was ich satt habe:

Dass ich diese blöden Zwischenmahlzeiten essen muss.
Die Butter.
Hier in diesem Zimmer zu sitzen.
Dass ich ständig kontrolliert werde, ob ich esse oder nicht.
Dass mir jeder sagen will, was gut für mich ist.
Dass mich jeder verarscht (Jungs).
Dass ich nicht so sein darf, wie ich bin.
Immer die gute Brave und Liebe zu sein.
Mich ständig schuldig zu fühlen.
Angst zu haben, verlassen zu werden.

Wow, was kam denn da alles hoch? Ich dachte eigentlich, es ginge nur ums Essen ... aber zusammen mit dem Gespräch mit Gabriele und der Erkenntnis, dass ich mir selber echt nichts mehr wert bin, ist das echt der Hammer! Seitdem hält mein Hirn nicht mehr still, es ist, als hätte ich eine Tür geöffnet, hinter der alles vollgestopft ist und jetzt drängt alles raus.

Ich kann gar nicht so schnell schreiben, wie mir Gedanken durch den Kopf gehen. Geschichten, die ich längst vergessen hatte, aber auch Wut auf all die Situationen, die mir wehgetan haben, die ich einfach in mich reingefressen habe .... da ist so viel Wut, Enttäuschung, Ärger, Frust, dass es kein Wunder ist, dass ich nichts mehr essen kann ....

Später:

Ich war mal eben vorne bei der Schwester, zum ersten Mal hab´ ich mich das getraut. Ich hab´ mit ihr über all das geredet, was da grad so hochgekommen ist. Hey, ich hab´ mal was für mich getan!!! Sie war total lieb, wir haben lang geredet und sie meinte, dass das gut ist, wenn sich da bei mir was tut, das wäre Teil der Therapie. Ich solle das am besten aufschreiben und dann mit in die Einzeltherapie bringen.

Irgendwie konnte ich heute tatsächlich essen, hab´ fast alles geschafft ... so langsam verstehe ich, dass das Hungern oder die Essensverweigerung, nur ein Symptom ist, wie das Niesen, wenn man Schnupfen hat.

Das ist halt das Oberflächliche, was sichtbar ist, aber so wie für den Schnupfen irgendwelche Bazillen verantwortlich

sind, ist es bei mir eben das Emotionale, die Gedanken und Empfindungen und noch so einiges mehr, was dann letztendlich zur Nahrungsverweigerung führt. Und heute, wo ich da soviel Platz geschaffen habe, bin ich zum ersten Mal seit Langem wieder stolz auf mich, weil ich etwas richtig gemacht habe (und nicht, weil ich gehungert habe).
Ich werd jetzt noch ein bisschen schreiben und kann dann, glaub´ ich, gut schlafen!

Gute Nacht.

15.03.1997

Ich hab gut geschlafen, war spazieren, aber schon bei der Zwischenmahlzeit (Vanillepudding wieder einmal) ging´s wieder nicht! Naja, wäre ja auch zu einfach gewesen, wenn jetzt gleich alles geklappt hätte.

Aber ich hab´ das dann Gabriele erzählt, hab´ ihr meine Liste mitgebracht, erzählt, was gestern los war (obwohl die Schwester ja eh unser Gespräch beim Morgenbericht wiedergegeben hat; in der Klinik passiert nichts, ohne dass die Therapeuten es erfahren. Ich glaube, dass da früh immer so ein Übergabe-Gespräch geführt wird) und sie war auch stolz auf mich! Und als Belohnung meinte sie, wir würden jetzt nochmal über den Vertrag sprechen und ich dürfte jetzt bei drei Dingen »Nein« sagen!

Jetzt darf ich eine Zwischenmahlzeit weglassen, weil ich das einfach nicht schaffe, die Butter bleibt weg, Butter ist für mich so eklig, der Inbegriff von Fett, und beim Abendessen darf ich, je nachdem, einen Rohkostsalat stehen lassen!

Sie hat gemeint, ich soll das bitte ganz öffentlich tun, nichts wegschütten, sondern eben dazu stehen, auch wenn die Schwestern dann vielleicht nicht mehr so glücklich grinsen, weil mein Teller bis jetzt immer so brav leer war!

Die Butter bleibt von vornherein weg, aber den Salat am Abend, da solle ich jetzt mal üben, wie das ist, »Nein« zu sagen und die Unzufriedenheit dann aushalten. Dann hätten wir fürs nächste Mal gleich was zu besprechen!

Ich sag ja, sie ist genial, sie weiß genau, was in mir vorgeht und piekt mich immer im richtigen Moment oder fängt mich auf, wenn ´s sein muss. Aber das wichtigste: Sie lässt sich nicht verarschen!

Wahnsinn, wie man eine ganze Stunde darüber reden kann, ob Butter ja oder nein und dann am Ende zu so vielen neuen Erkenntnissen kommt!

Ich werde mich dann also heute Abend der Diskussion stellen, warum ich nicht aufgegessen habe und nicht mehr das artige Mädchen sein. Mal sehen, wie ´s mir damit geht.

20.03.1997

Heute beginnt meine dritte Woche hier und ich sitze immer noch in Klausur! Mein aktuelles Gewicht ist 42,5 Kilo, ich hab´ also noch ein bisschen Zeit abzusitzen, bis ich hier raus kann. Aber das ist mir ganz recht, da draußen ist so viel los und bevor ich mich den anderen Patienten aussetzte, bleib´ ich hier lieber noch etwas, da kann ich besser nachdenken.

Ich hab gestern endlich den Schritt getan und meine XXS Hosen, also die Größe 32, weggeschmissen.

Ich hab´ sie probiert und so langsam hab´ ich gemerkt, dass sie wieder passen, also nicht mehr schlabbern, wie damals, als ich hier angekommen bin. Noch waren sie nicht zu eng und am Hintern war auch noch Luft, aber trotzdem hat mich das voll fertiggemacht. Ich hab´ dann mit »Schwester« Paul (wir haben hier einen männlichen Pfleger, den alle »Schwester Paul« nennen und der wirklich super nett ist) geredet und ihn vollgejammert wegen der Hosen. Er hat mich nur angeschaut und dann gemeint: »Schmeiß´ sie weg, keine normale Frau passt in so eine Kindergröße!!«

Das hat gesessen und zwei Stunden später war ich dann soweit und hab´ sie ihm zum Entsorgen gegeben. Weiß noch nicht, ob ich jetzt stolz auf mich bin, wahrscheinlich sollte ich´s sein!

Naja, ich hab´ ja noch meine 34er und die schlabbern noch genug!

Gabriele geht! Warum passiert immer mir das? Ich hab´ so gut mit ihr arbeiten können, sie war genau die Richtige für mich! Tja, woher kenn´ ich das nur? Wenn ´s zu schön wird, kommt was dazwischen, mein altes Motto ...

Aber wahrscheinlich ist das für die anderen viel schlimmer, sie haben ja schon viel länger mit ihr gearbeitet! (Jetzt tu´ ich das schon wieder, anstatt mir einfach meine Trauer einzugestehen, kümmer´ ich mich wieder um Andere!!!)

Die neue heißt Michaela ... mal sehen!

Am Donnerstag ist wieder Vollversammlung, das ist jeden Donnerstag, eine halb öffentliche, ab 10.00 Uhr dann öffentliche Versammlung, das was ich damals als »Tag der offenen Tür« bezeichnet habe, als ich noch nicht hier war und mir einen Tag mit meinen Eltern diese Klinik angeschaut habe. Im öffentlichen Teil verabschieden sich die Patienten, die in der nächsten Woche gehen. Das ganze Team ist anwesend und wenn neue Leute zum Zuschauen da sind, wird halt noch über die Klinik geredet.

Im nichtöffentlichen Teil kann man Dinge ansprechen, die einem auf dem Herzen liegen, man hat die Gelegenheit, mit allen Mitarbeitern zu sprechen – also auch mit den Köchen, den Putzfrauen usw.

Ich soll in dieser Runde ein »Von mir zu euch« machen, das heißt, aufstehen und von mir erzählen, wie ´s mir so geht, was sich so tut ... naja, das krieg ich schon hin!

Ach ja, Anke ist auch hier, das ist die Frau, die ich damals gesehen habe, die so schrecklich dünn ist! Wir hatten noch nicht so die Gelegenheit zum Sprechen, sie war wie ich bis letzte Woche in Klausur, insgesamt sechs Wochen! Ich finde sie immer noch wahnsinnig dünn, kaum zu glauben, dass sie schon raus darf. Aber das spornt mich an, es auch bald zu schaffen. So wie ich das mitgekriegt habe, ist sie 34, Mama von drei Kindern und verheiratet!

Ich dachte irgendwie immer, Magersucht ist nur was für pubertierende Mädchen. Aber als Mama von drei Kindern? Sie war, bevor sie hier aufgenommen wurde, im Krankenhaus zur künstlichen Ernährung, soweit unten war sie!! Macht mir etwas Angst, so will ich nicht enden!

(Anmerkung der Autorin:
Anke ist zwei Jahre später an ihrer Magersucht gestorben, sie hat die Klinik damals zwar relativ stabilisiert verlassen, aber sobald sie draußen war, ging es wieder los und trotz künstlicher Ernährung konnte man ihr nicht helfen!)

22.03.1997

Heute war die Vollversammlung und ich hab´ mein »Von mir zu euch« gemacht. Man muss sich da vorher in eine Liste eintragen, es gibt auch noch »Ich spreche an«, wenn man ein Problem mit jemandem hat, dann kann man ihn in der sicheren Runde ansprechen und derjenige darf dann einmal drauf antworten, dann gibt die Gruppe Rückmeldung.

Also wie gesagt, ich bin aufgestanden und hab´ gesagt: »Hallo, ich wollt´ nur sagen, ich bin jetzt seit drei Wochen in Klausur, mir geht 's soweit recht gut, freu mich, wenn ich bald rauskomme, danke«.
Gleich fünf Leute wollten was dazu sagen (das ist das Schlimmste, wenn du keine Rückmeldung bekommst; meistens steht dann wenigstens einer der Therapeuten auf, damit man nicht so völlig ungehört bleibt). Meine Kristin hat gemeint, sie freut sich auch schon voll drauf, wenn ich endlich zu ihnen komme. Zwei andere sagten etwas Ähnliches, aber eine der Therapeutinnen ist aufgestanden und meinte knallhart, das wäre der magersüchtigste Beitrag gewesen, den sie seit Langem gehört hätte!

Und die letzte Rückmeldung war ähnlich, Thomas, unser Borderline,r meinte, irgendwie könnte er sich nicht vorstellen, wie man drei Wochen eingesperrt auf seinem Zimmer sein könnte und dann nichts zu sagen hätte!

Er ist manchmal echt nicht von dieser Welt, aber damit hat er echt einen Treffer gelandet!

Jetzt sitz´ ich wieder auf meinem Zimmer und bin ziemlich angeschlagen. Zum einen, weil ich die Idee habe, etwas falsch gemacht zu haben, weil ich die Kritik nicht vertrage. Dabei gibt es bei sowas ja nun wirklich kein richtig oder falsch! Aber so fühl´ ich mich eben, weil ich einfach will, dass ich *gut dastehe. Aber viel wichtiger ist doch, dass bei mir jetzt die Erkenntnis hochkommt, dass ich nicht eine Krankheit namens Magersucht HABE, sondern magersüchtig BIN!!!*

Es ist nicht wie Schnupfen, den man halt mal hat, der dann aber auch wieder geht. Außer dass man ein bisschen angeschlagen und genervt ist, bleibt man immer noch man selber. Nein, eine psychische Krankheit ist etwas, das man IST. Dass ich das am Essen auslasse, ist einfach nur eine Art, nach Hilfe zu schreien. Aber mein ganzes Verhalten, meine Art zu denken, zu handeln, der Kontakt zu anderen, egal, was auch immer – ich BIN magersüchtig. Also selbst, wenn ich jetzt normal essen würde, wäre mein ganzes Verhalten nach wie vor krank!!! Dass ich mich nicht wertschätze, mich nicht liebe, keinerlei Selbstvertrauen habe, mich immer zurücknehme, immer bei anderen schaue, ohne mich selber wahrzunehmen, permanent zurückstecke usw. Warum empfinde und sehe ich eine Anke genauso, wie sie ist, viel, viel zu dünn, so traurig, so liebesbedürftig und würde sie am liebsten nur den ganzen Tag in den Arm nehmen - aber mich selber nicht? Mich hasse ich, verletzte mich und treib mich immer weiter an, ohne einmal zu sehen, dass ich auch Liebe brauche, dass ich es auch wert bin, gehört und gesehen und gemocht zu werden?

Wow, das muss ich jetzt erstmal verdauen.

P.S.: Ach ja, heute hat sich Gabriele verabschiedet, alle haben geheult und die Neue hat sich vorgestellt ... Ich mag sie nicht! Ich mag nicht, wie sie aussieht, ich mag nicht, wie sie

redet, ich mag sie einfach nicht, ich will Gabriele wieder!!!
Bin mal auf mein erstes Einzel mit ihr gespannt!

Nach vier Wochen und zwei Tagen hatte ich es geschafft: 46,2 Kilo, ich durfte raus. Mir fiel das Essen zu dieser Zeit relativ leicht, zum einen hatte ich mich in den vier Wochen halbwegs an die Mengen gewöhnt, zum anderen wusste ich, dass mein Zielgewicht von 50 Kilo noch weit entfernt lag.

Allerdings war es für mich jetzt super schwer, mit anderen zusammen an einem Tisch zu essen. Zum einen wollte ich noch nie, dass mir jemand beim Essen zuschaut, früher hatte ich mich für mein komisches Essverhalten einfach nur geschämt und wollte nicht, dass ich darauf angesprochen wurde. Jetzt hier war es einerseits auch so, dass es mir peinlich war, von allen beobachtet zu werden, wie ich mein Brot viertelte oder eben eine Stunde brauchte, um das Frühstück Bissen für Bissen runterzukriegen. Aber andererseits war es auch einfach echt heftig zu sehen, wie all die anderen Essgestörten mit ihrem Essen umgingen. Dagegen war ich ja noch harmlos!

Was da auf den Tellern rumgeschoben wurde, in kleine Teile zerlegt und mit Mini-Bissen abgeknabbert wurde, war kaum mit anzusehen. Und natürlich habe ich die Mengen verglichen, habe genau aufgepasst, ob die Anderen denn auch ihre abstinenten Mengen aßen! Ich musste also lernen, mich abzugrenzen, nur auf mich zu schauen und das nicht nur beim Essen.

In den nächsten drei Monaten dort in der Klinik habe ich Dinge erlebt und gesehen, wie ich sie mir vorher nicht hätte vorstellen können.

Wir waren ein Haufen bunt zusammengemischter psychisch Kranker, von Medikamentenabhängigen über Drogensüchtige, Depressive, Alkoholiker oder Borderliner, natürlich Bulimiker und Esssüchtige, Magersüchtige und sogar Sexsüchtige. So viele unterschiedliche Symptome.

Aber eins habe ich schnell gemerkt: Alle mit ähnlicher Geschichte, mit seelischen Nöten und Verletzungen, die irgendwann einfach zu viel geworden sind. Ich war eben ein Kontrollfreak, das war meine Art, mit den Unwägbarkeiten und dem Chaos des Lebens klarzukommen. Deshalb kam für mich damals nur Magersucht in Frage. Genauso hätte ich weiter zur Flasche greifen können oder Drogen nehmen können, aber das wäre für mich eben nicht in Frage gekommen, da man im Rausch eben keine Kontrolle hat.

Was ich damit aber sagen will, ist, dass wir alle dort ein und dieselbe Hilfe benötigten und daher funktionierte das Konzept der Klinik auch für uns alle. Jeder konnte vom anderen lernen und wenn mich die Essies am Tisch genervt haben, bin ich eben zu den

Alkis oder den Medis, die haben normal gegessen, dann war es einfacher. Damals war die Idee der Therapie folgende:

Nehmt den Patienten ihr Suchtmittel weg, dann kommt alles hoch, weswegen sie es brauchen oder früher genommen haben. Kein Alkohol, keine Tabletten, kein Überessen oder Hungern ... und mit den Emotionen, die dann da sind, haben wir gearbeitet.

Ziemlich hart, aber effektiv, daher knallte es wohl auch so häufig. Mindestens einmal in der Woche wurde jemand wegen Selbstmordgefahr in die Psychiatrie gebracht. Auch sonst wurden Dinge besprochen, von denen ich bisher nur mal so gehört hatte. Bei meinem zweiten Aufenthalt sollte das Konzept dann ein anderes sein.

So bin ich dann also in der Gemeinschaft super herzlich aufgenommen worden, und trotz all der Probleme und Sorgen und Ängste, die hier jeder mit sich herumgetragen hat, geht es mir bis heute noch so, dass diese Gemeinschaft die beste war, die ich je erleben durfte. Klar gab `s Streit, Enttäuschungen, Konkurrenzverhalten ohne Ende – aber es wurde besprochen, mit diesen Empfindungen wurde gearbeitet in den jeweiligen Gruppen. Was aber das Wundervolle daran war: Ich habe mich noch nie so verstanden, so wahrgenommen gefühlt wie dort. Egal wann, es war immer jemand zum Reden da, nicht nur oberflächliches Bla-Bla wie draußen, sondern wirkliche Gespräche, mit Interesse am Anderen. Jeder hat sich auf seine Art geöffnet und gegeben. Wir »Kranken« haben uns gegenseitig mehr geholfen, als es der beste Therapeut hätte tun können. Wir waren ja auch tagein, tagaus zusammen. Jede Woche gingen ein paar Patienten, dafür kamen auch wieder neue, im Schnitt waren es so 30 bis 40 Patienten.

Montag, Mittwoch und Freitag waren vormittags die Kerngruppen, das heißt Gruppensitzungen mit der jeweiligen Therapeutin, da saß man dann immer mit denselben Leuten (außer halt Neuzugängen) zwei Stunden in seinem Gruppenraum. Entweder hat die Therapeutin Themen vorgeschlagen, meisten aber war genug passiert, so dass wir einfach über das gesprochen haben, was gerade los war. Über Abschied, Konkurrenz, Ärger und Streit mit Mitpatienten oder eben konkrete Themen von Patienten, die gerade auf ein Problem in ihrer Vergangenheit gestoßen waren. Über Probleme mit den Eltern, wie man sich abgrenzt, usw.

Dienstags war Musiktherapie, wo wir alle zusammen dann meistens eine Traumreise gemacht haben, um herunterzukommen. Ich bin dabei fast immer eingeschlafen.

Donnerstagvormittag war die Vollversammlung und am Nachmittag war Körpertherapie, wo wir die unterschiedlichsten Übungen gemacht haben. Einmal sind wir sogar in den Wald und haben Bäume umarmt! Klingt doof, war aber gigantisch! Kleiner, schwacher Mensch umarmt riesigen, starken Baum. Ich habe das so genossen, diese Stärke und Standhaftigkeit zu spüren, die Idee, dass der nicht vor mit abhaut ... da kamen viele Emotionen hoch, das war echt klasse.

Dienstag und Freitag war Komitee, eine allein von den Patienten geleitete Veranstaltung, die Pflicht war für jeden (man wurde auch aufgeschrieben, wenn man unentschuldigt fehlte und gemeldet).

Da ging es dann um die Gruppe, um die Gemeinschaft, wie alles gerade so lief, mit »Ich spreche an« und »Von mir zu euch«, da ging es teilweise echt heftig zu! Nur die diensthabende Schwester war anwesend, damit wir wenigstens halbwegs den Rahmen einhielten. Den Vorstand mussten wir wählen, jeder kam mal dran. Die beiden, die den Vorsitz jeweils für eine Woche hatten, mussten danach den Therapeuten berichten, wie es so stand mit der Gemeinschaft, was für Probleme da waren usw.

Ich glaube, die Schwestern haben danach auch Berichte geschrieben, denn das Therapeutenteam hat irgendwie immer alles über uns gewusst.

Big Brother is watching you! Aber ehrlich gesagt empfand ich das eher als hilfreich, ich hab mich geborgen und behütet gefühlt. Wir waren ja dort, weil wir nicht mehr auf uns selber aufpassen konnten!!!

(Nur, wenn ich gerade einen Hunger-Rückfall hatte, und dann darauf angesprochen wurde, warum ich denn schon wieder nicht meine Menge essen würde, da hat es natürlich genervt).

Am Abend war zweimal die Woche unsere Essgruppe, eine Selbsthilfegruppe wie bei den Anonymen Alkoholikern, nur statt AA nannten sie unsere OA, »overeating anonymus«.

Alles war genauso aufgebaut, man begrüßte sich reihum, sagte den genialsten Spruch auf, den ich bisher je gehört habe:

»Gib mir die Gelassenheit, die Dinge anzunehmen, die ich nicht ändern kann.
　Gib mir den Mut, die Dinge zu ändern, die ich ändern kann.
　Und die Weisheit, das eine vom anderen zu unterscheiden.«

Dann gab es die zwölf Schritte, die haben wir besprochen und dann konnte man frei über Probleme mit dem Essen reden. Diese Gruppe war auch nur für uns »Essies«, weil das Thema Essen in den anderen Runden kaum zur Sprache kam, da ging es um die Sachen hinter dem Symptom. Aber hier konnte man sich mal so richtig »auskotzen« und wenn es nur um die blöde Butter ging!

Am Wochenende war keine Therapie, da kam Besuch oder wir sind in die Stadt, später dann auch mal nach Absprache nach Nürnberg oder Würzburg mit dem Zug. Das war dann Teil der Therapie, in die normale Welt hinaus zu gehen und zu schauen, wie wir damit klar kamen. Wobei mir das dann jedes Mal so vorkam, als seien wir die Normalen, weil wir offen und ehrlich waren, vielleicht eben einfach nur zu sensibel für diese Welt und die da draußen die eigentlichen Kranken, weil sie trotz der Kälte und dem ganzen »schönen Schein« noch nicht einmal hellhörig wurden, sondern stumpfsinnig jeden Tag in dem gleichen Trott vor sich hinlebten.

Wie auch immer, sobald wir das Klinikgelände verließen, sei es nur für einen Spaziergang oder einen kleinen Einkauf in der Stadt, mussten wir uns eintragen und auch wieder zurückmelden. Schließlich hatte das Team ja die Verantwortung für uns. In Fällen, wo man merkte, dass da einer war, der gerade die Kontrolle verlor, wurde relativ schnell eingeschritten. Da hieß es dann: Ein paar Tage Psychiatrie, bis der Zustand wieder besser geworden war.

Bei einer Patientin mussten sie die Glühbirnen herausschrauben, damit sie die nicht nehmen konnte, um sich selber zu verletzen.

Eine Vierzehnjährige ritzte sich den kompletten Arm, vom Handgelenk bis zum Oberarm mit einer Rasierklinge fein säuberlich im Abstand von jeweils einem halben Zentimeter auf.

Mit dem sexsüchtigen Patienten bin ich aneinandergeraten, weil er mich immer so eigenartig angeschaut hat.

Als ich ihn öffentlich darauf hingewiesen habe, ist er später zusammengebrochen und erzählte mir dann, dass er in mir immer seine Tochter sehen würde und nicht damit klar käme, dass da auch sexuelles Verlangen dabei sei.

Wieder eine andere war wochenlang fröhlich und aktiv, ich hatte mich schon gefragt, was mit ihr eigentlich los wäre, da ist sie von einem zum anderen Tag einfach »weg« gewesen. Sie war bei mir in der Gruppe und plötzlich mittendrin war sie nicht mehr ansprechbar. Augen zu und das war `s. Einen Tag später ist sie in die Psychiatrie abgeholt worden und kam erst nach vier Tagen wieder zu uns zurück.

An einem anderen Tag war am Abend eine Patientin nicht zum Essen erschienen, es stellte sich heraus, dass sie abgehauen war – mitten in der Nacht haben sie sie dann mit Hilfe der Polizei wieder aufgegabelt. Sie war hochgradig selbstmordgefährdet. All das gehörte mit dazu und es war okay. Ich habe mich trotzdem so zu Hause gefühlt, weil ich nicht mehr die Einzige war, die sich komisch verhielt. Hier fühlte ich mich dazugehörig, verstanden und endlich nicht mehr wie eine Aussätzige!

Ich weiß noch, wie ich mit meiner besten Freundin Lisa im Malraum ein Bild gemalt habe – die Aufgabe war, sich selber zu malen, sich mit irgendetwas darzustellen, was unserer Empfindung über uns selbst nahe kam. Ich war gerade dabei, eine Zwiebel zu malen, das war für mich ein treffendes Bild. Ich dachte mir, so bin ich, ganz tief drinnen ein weicher Kern und verdammt viele Schalen drum herum, damit ja keiner mich sehen kann. Lisa hat mich gefragt, was ich da male und ich habe es ihr erklärt. Da fing sie plötzlich an zu weinen und erzählte mir, dass sowohl ihr Vater als auch ihr Onkel sie vergewaltigt hatten!

Das war das erste Mal, dass sie darüber gesprochen hat und für sie der riesen Durchbruch in der Therapie. Wie gesagt, wir halfen uns gegenseitig am meisten.

Am Anfang habe ich mich sehr schwer getan, mich gegen all das abzugrenzen und bei all dem Elend mich selber nicht zu vergessen. So viele hatten solche schlimmen Dinge am Laufen, was hatte ich schon? Auch das habe ich in einer Gruppe erzählt und bekam einen riesigen Anschiss, weil ich mich mal wieder um alle anderen kümmerte, nur nicht um mich!

25.04.1997

Wir haben letzte Woche zwei neue Klausurpatientinnen bekommen. Die eine musste nur eine Woche bleiben, dann durfte sie schon raus, die andere, Heidrun, quält sich immer noch rum. Ich bin ihre Sponsorin, weil ich dachte, ich kann ihr da wohl mit am besten helfen, schließlich hab´ ich das ja auch durchgemacht.

Aber es ist echt anstrengend für mich. Im Gegensatz zu mir, will sie absolut nicht essen und gestern ist ihr angedroht worden, ins Krankenhaus zu kommen, wenn sie sich nicht endlich aufrafft. Wenn sie mir dann erzählt, wie schwer das ist und dass sie einfach nicht essen kann, denk´ ich mir immer nur, oh Mann, stell dich nicht so an! Das kann man wohl als Fortschritt von mir sehen, oder? Aber es zieht mich auch runter und es ärgert mich, dass sie ihren Teller unangetastet einfach wieder draußen abgibt und keiner sagt was. Bei mir war gleich der Aufstand, nur wenn ich mal zwei Salate stehengelassen hab´! Andererseits, was soll ´s, dafür bin ich jetzt hier draußen und sie nicht.

Heute hab´ ich Christina, weil sie keine Hose mehr hatte, eine von meinen geliehen. Da ich jetzt 48 Kilo wiege, passt mir die Größe 34 zwar noch nicht ganz richtig, aber sie schlabbert auch nicht mehr.

Ich war mir so sicher, dass bei Christinas dünnen Beinchen die Hose viel zu weit wäre ... aber sie passte wie angegossen! Meine Beine/ Oberschenkel kommen mir immer so dick vor, aber jetzt weiß ich, dass sie genauso dünn sind wie die von Christina! Das pack´ ich immer noch nicht!

Andererseits weiß ich ja noch, wie wohl ich mich damals nach dem Urlaub gefühlt habe, wo ich zum ersten Mal 48 Kilo gewogen habe, wie wahnsinnig dünn ich mich da fand.

Nur jetzt, wo ich eben von unten nach oben zunehme, empfind´ ich mich als dick. Jaja, die liebe Wahrnehmung, nach wie vor völlig verdreht.

05.05.1997

Ich glaube ich gebe die Sponsorenschaft bei Heidrun ab, wird´ das mal im Komitee ansprechen. Ich kann einfach nicht mehr. Mir geht es gerade selber nicht gut, weil sich mein Gewicht der 50 nähert und ich am liebsten wieder alles unten hätte. Sie sitzt jetzt schon fast drei Wochen da in ihrem Zimmer und ständig hört man laute Musik. Man hört sie trampeln, also geh´ ich mal davon aus, dass sie Dauersport betreibt. Essen tut sie auch nicht viel und wenn ich dann bei ihr bin, heult sie, weil sie nicht versteht, warum sie nie zunimmt. Gestern wollte sie abreisen, da hab´ ich das der Schwester gemeldet, weil mir das jetzt einfach zu heiß geworden ist.

Miriam meinte heute, sie wäre ja so viel lieber magersüchtig, weil das so schön ästhetisch ist. Sie als Bulimikerin fühle sich so schlecht, aber als Magersüchtige, das wäre doch toll, so schön schlank, von allen bewundert ... wie erklärt man so jemandem, der bei all dem Elend um sich rum immer noch nicht kapiert, was für eine Scheiß-Krankheit das ist, wie bescheuert seine Gedanken sind? Das macht mich so wütend! Es reicht schon, wenn man draußen ständig bewundert wird und klar freut man sich da auch `ne Zeitlang drüber, schließlich ist Magersucht ja die einzige Sucht, bei der man nicht verachtet, sondern für seine Zielstrebigkeit und seinen Ehrgeiz noch bewundert wird. Aber genau das ist ja das Tückische, das, was einen antreibt, immer weiterzumachen, um noch mehr Lob zu bekommen, um sich noch besser und überlegener zu fühlen. Und jetzt sitzt sie da, hat schon so viel von uns Magersüchtigen gehört, weiß, wie schrecklich es ist, sich nur mit Kalorien im Kopf und zwanghaft Sport treibend durch den Tag zu quälen (jeder, der schon mal eine Diät gemacht hat, weiß in etwa, wie scheiße es ist, wenn man hungert, wie schlecht man da drauf ist) und meint allen ernstes, sie möchte so sein. Manchmal ist es schon echt nervig hier!

Kay ist so lieb. Er hat einen Anhänger machen lassen, der ist silbern mit einer großen 50 drauf. Den schenkt er mir, wenn ich bei 50 Kilo bin. Weil das ja bei den Alkoholikern oder wie bei ihm, dem Medikamentenabhängigen, so ist, dass sie für eine bestimmte Anzahl von abstinenten, das heißt suchtfreien Tagen eine Plakette bekommen. Und ich hab´ in unserer Essgruppe mal gesagt, wie blöd das eben als Magersüchtige ist, weil man das ja so nicht zählen kann. Da ist er los und hat mir diesen Anhänger gekauft, damit ich sozusagen meine Plakette eben für 50 Kilo bekomme!

So was tut echt gut!!!

24.05.1997

50 Kilo, erreicht, Scheiße und juhu und Scheiße!

Jetzt, wo ich weiß, dass da wieder `ne fünf steht, geht grad gar nix mehr. Kay hat mir den Anhänger geschenkt und das hat mich riesig gefreut, zumindest nach außen hin tu´ ich halt so. Ich steck´ grad voll in einem Rückfall! Aber wie das so ist mit einem Rückfall, solange man noch so am Anfang steht, will man nichts sagen. Ich weiß genau, dass ich wieder hungere, mir extra weniger nehme, keine Zwischenmahlzeit mehr esse und ich weiß auch, dass ich das eigentlich in einer der zahlreichen Gruppen und Foren ansprechen sollte, um mir Hilfe zu holen – aber ich will nicht, weil ich dann ja damit aufhören muss und ich will nicht! Die 50 macht mich fertig, das geht gar nicht.

Mein Problem ist, dass ich nicht weiß, wie ich mein Gewicht jetzt halten soll. Für mich gab es die letzten Monate ja nur entweder hungern, hungern, hungern oder zunehmen, zu-nehmen, zunehmen.

Jetzt wäre Gleichbleiben angesagt und damit kenn´ ich mich nicht aus! Jedes Mal denk´ ich, nee, abstinent gegessen, da-von hab´ ich zugenommen, also muss es jetzt weniger sein! Aber wo ist die Grenze? Dann also lieber einiges weniger gegessen, es ist immer noch besser, wieder runter, als noch mehr über die 50! Da ist jetzt einfach mal meine Grenze und es ist mir egal, was dann passiert. Alle Anderen ziehen hier auch ihre kleinen Schummeleien durch, jetzt mach´ ich das eben auch.

25.05.1997

War heute bei Michaela und ich hab´s ihr erzählt – sie mein-
te, da wäre ja aber eine ganze Menge Trotz in mir ... Gott,
wie ich dieses Wort hasse! Trotz, wie bei einem kleinen
Mädchen ... Aber sie hat recht, ich bin trotzig und irgendwie
gibt mir das Kraft! Mal nicht immer nur himmelhoch jauch-
zend, alles ist bestens, mir gehört die Welt und dann wieder
zu Tode betrübt, alles ist scheiße, keiner liebt mich, ich bin so
schlecht! Das ist mal ein neues Gefühl!

Meine Verlängerung ist durch, ich bleibe also bis Ende Juni
hier. Darüber bin ich echt froh, die drei Monate wären ja
jetzt schon fast rum und so wie´s mir geht, bin ich noch
nicht bereit.

Hab´ heute mal mit unserem Musiktherapeuten, der gleich-
zeitig auch der Ansprechpartner dafür ist, wie´s beruflich
nach der Klinik weitergeht, gesprochen. Ich hab´ ja meine
mittlere Reife, könnte also eine Ausbildung anfangen, aber
trau´ ich mich das? Am Besten wäre es, wenn ich einfach
weiter auf die Schule gehen könnte. Wenn der Direktor mit-
macht und mich auf Probe in die 12. Klasse lässt, dann
mach´ ich das. Außerdem haben wir besprochen, dass es wohl
das Beste wäre, wenn ich ausziehe, damit sich dieser Konflikt
mit den Eltern weiter entspannen kann. Ich hab´ nämlich
echt Bammel davor, wie das dann wird, wenn mir wieder

*alle zuschauen und gucken, wie ich mich so mache. Nee, 'ne
eigene Wohnung, vielleicht mit meinem Bruder zusammen,
das wär einfach spitze.*

30.05.1997

*Schon wieder so viel passiert! Heidrun ist endgültig gegan-
gen. Vielleicht war sie aber auch schon zu lange magersüchtig, bei ihr ging das schon seit vier Jahren so. Das ist bei
jedem anders. Ich bin halt eine, wenn ich 's mach', dann
gescheit und volle Kanne (in einem Jahr 20 Kilo runter) oder
eben gar net, schwarz oder weiß, grau ist für 'n Arsch. Aber
bei Vielen ist das eher schleichend, immer nur ein paar hundert Gramm runter oder eben auf diesem Minimum halten.
Ich glaube, wenn man das schon seit Jahren macht, ist es
sehr viel schwieriger einzusehen, dass das krank ist, weil es
schon so fest in einem verankert ist.*

*Vielleicht braucht sie aber auch einfach noch Zeit, bis sie
bereit ist, sich wirklich zu helfen.*

*Das ist ja das Blöde an unserer Erkrankung: Man kann
nicht einfach ins Krankenhaus gehen, bleibt ein paar Tage
und ist dann wieder gesund. Nein, wir müssen uns selber
helfen, wir kriegen hier das Werkzeug, aber umbauen müssen wir selber. Es gibt so viele Momente, wo ich mir wünsche, ich hätte mir nur ein paar Knochen gebrochen, dann
gäb 's einen Gips und dann wär' alles wieder gut! Nein, ich
musste mir was Psychisches aussuchen, eine Erkrankung,
die bei zehn Prozent der Betroffenen zum Tod führt und die*

eigentlich nie geheilt ist, weil eine Sucht nicht heilbar ist. Vielleicht bestimmt sie irgendwann einmal nicht mehr mein ganzes Leben, aber begleiten wird sie mich.

Da muss ich an einen coolen Spruch denken:
»Eine Stimme sagte ihr: ›Lächle und sei froh, es könnt schlimmer kommen.‹
Und sie lächelte und war froh ... und es kam schlimmer!«
Das sagt doch alles, oder ;-)
In der Körpertherapie war genau so ein typischer Fall für mich! Wir haben »Sich fallen lassen« gemacht. Einer steht da, schließt die Augen und lässt sich rückwärts fallen. Zwei stehen an seiner Seite und fangen ihn auf, bevor er ganz umfällt/auf den Boden knallt.

Also gut, alle machen das, bei jedem klappt ´s, und dann bin ich dran und die Zwei lassen mich einfach los. Irgendwie bin ich denen durch die Hände gerutscht. Das war so schlimm für mich, weil ja nur bei mir das nicht geklappt hat, mich kann man also fallen lassen? Und es hat all die vielen Male hochgeholt, wo ich mich fallengelassen gefühlt habe. Die Gruppe war dann aus, aber ich bin heulend liegengeblieben, hab´ noch lange mit Irene darüber gesprochen.

Naja, wenigstens hab´ ich da jetzt mal wieder gespürt, wie sensibel ich eigentlich bin und wie viel ich immer überspiele. Es wird echt Zeit, dass ich anfange, gut in mich reinzuhören und gleich für mich zu sorgen!

03.06.1997

In der Kerngruppe hab´ ich heute Familienaufstellung gemacht, alles schön dicht zusammen, Mama, Papa, Bruder ... Dann hat Michaela mich auf Hubert angesprochen und ich hab´ ihn dann halt, weil ich ihn auch aufstellen musste, irgendwo weit außerhalb des Familienkreises hinplatziert ... Dann habe ich mir das so angeschaut und bin mit einem Mal ganz traurig geworden! So stimmte das nicht! Erst als wir Hubert sehr nah dazugestellt haben, ging es mir besser! Wahnsinn, wie so ein albernes Aufstellen so viel Emotion auslösen kann. Bis heute hab´ ich nicht gewusst, wie viel mir Hubert unterbewusst bedeutet, wie wichtig er für mein Leben ist. Und ich weiß auch, welche Konflikte damit einhergehen.

Ich kann das meiner Mutter nicht sagen, weil ich niemals will, dass sie sich schlecht fühlt wegen ihrer Scheidung. Sie hatte bestimmt einen guten Grund dafür. Papa soll erst recht nicht wissen, dass ich den anderen Papa vermisse, schließlich hat er sich so wunderbar um uns gekümmert, als Hubert so einfach das Weite gesucht hat.

Und ich selber kapier ´s jetzt grad auch nicht. Ich meine, er hat uns verlassen, mich verlassen, ohne jemals zu fragen, wie ´s uns geht. Er hat uns in die Welt gesetzt und ist dann gegangen ... Aber andere Kinder wollte er! Warum? Waren wir nicht gut genug?

Also hab´ ich mit Hubert auch noch so einiges zu klären, ich kann nicht einfach hingehen und sagen »Du, ich vermisse dich« und dann ist alles gut!

Michaela meinte, das wäre ja auch nicht nötig, aber ich könnte ja mal einen Anfang machen und ihm schreiben, da wäre es leichter, die Gefühle auszudrücken. Und sie hat gesagt, ich solle das nicht machen, immer meine Eltern beschützen zu wollen, sie wären erwachsen und alt genug, um so was auszuhalten. Ich hätte ja lang genug geschwiegen. Wenn ich Kontakt zu Hubert aufnehmen wolle, solle ich das auch tun.

Wow, jeden Tag kommt wieder was anderes hoch, hört das denn niemals auf???

23.06.1997

Bin jetzt seit einer Woche in der Entlass-Gruppe, das ist eigentlich auch nicht viel anders, außer dass wir dienstags zwei Stunden Extra-Gruppe haben, wo wir besprechen, wie unser Leben draußen weitergehen kann/soll usw., und wie wir vermeiden können, dass wir wieder rückfällig werden.

Ich bin mit meiner Idee, mit meinem Bruder in eine WG zu ziehen, sehr zufrieden, wenn das mit der Schule jetzt auch noch klappt, könnte es wirklich gutgehen. Meine Eltern haben die Idee auch gutgefunden und mein Bruder wollte eh schon lange ausziehen. Er findet ´s cool.

Dass das jetzt alles so geklärt ist, hilft mir, und ich hab nicht so große Angst mehr, hier nächste Woche auf Wiedersehen zu sagen.

Ich habe nie wieder meine 50 Kilo erreicht, aber das war nicht ganz so wichtig. In den vier Monaten habe ich immerhin über zehn Kilo zugenommen und auch behalten, habe so wahnsinnig viel über mich und mein Verhalten gelernt, diese Zeit war einzigartig. Zu erleben, wie viele Menschen sich wegen einer psychischen Erkrankung so fertig machen. Menschen, denen man es oft so gar nicht ansieht, weil sich auch kaum einer die Mühe macht, mal wirklich nachzufragen, und es auch immer in der Heimlichkeit geschieht, das hat mich tief bewegt. Und ich bin so dankbar, dass es solche Kliniken gibt, mit Mitarbeitern, die mit so viel Hingabe und Geduld uns immer wieder zur Seite standen, vielen Dank dafür!

Mein Abschied war, wie erwartet, tränenreich. Allerdings war es etwas enttäuschend, weil die meisten meiner engsten Freunde längst schon fort waren. Sechzehn Wochen blieben die wenigsten. Aber ich hatte mein Wiegen, meinen Abschied und ich bin mit unsicheren, zittrigen Beinen dort gegangen. Wenn ich mir überlege, wie ich dort als dünnes Häufchen Elend angekommen bin, war die Veränderung einfach genial. Ich hatte den Kopf voll mit guten Ratschlägen, mit guten Wünschen und war sicher, wenn ich nur bei mir bleiben und alles anwenden würde, was ich dort gelernt hatte, dann würde ich es packen.

Der Direktor meiner Schule war sehr lieb und ließ mich auf Grund meiner bisher immer recht guten Noten in die 12. Klasse gehen. Ich musste das verlorene Jahr also nicht nachholen.

Fürs Erste zog ich wieder zu meinen Eltern und es ging trotz meiner Bedenken eigentlich ganz gut. Mama hatte sich ebenfalls Hilfe in einer Selbsthilfegruppe gesucht und kam jetzt deutlich besser mit der Situation klar. Für eine kleine Weile kehrte so etwas wie Ruhe in unsere gebeutelte Familie ein.

Teil 3: Zu Hause und gesund?

Ich bin wirklich sehr lieb in meiner alten Klasse aufgenommen worden. Klar haben viele mich beobachtet, ob ich denn nun wieder essen würde, ein paar haben auch genauer nachgefragt, wie es denn so war, aber zum Glück nicht zu viele. Es gab in der Jahrgangsstufe zwei Mädchen, die ich sehr stark im Verdacht hatte, auch magersüchtig zu sein und irgendwie ärgerte es mich immer noch, dass die weiter hungern durften und ich nicht. Immer wieder musste ich mir sagen, dass ich weiter wäre, meine Sucht jetzt im Griff hätte, dass ich ja leben wollte usw. Aber es fühlte sich etwa so an, als wenn man mit dem Rauchen aufhört – so ein bisschen neidet man den Rauchern jede Zigarette, auch wenn man sich freut, davon los zu sein.

Aber nach recht kurzer Zeit kehrte wieder der Schulalltag ein. Ich wundere mich immer noch, wie ich das geschafft habe, ein komplettes Jahr nicht in die Schule zu gehen, und trotzdem relativ gut mitzukommen. Nur in Mathe hatte ich doch Schwierigkeiten, da fehlte mir der Stoff aus der Elften, daher habe ich mir Nachhilfe genommen. Überhaupt hatte ich ja gelernt, mir

Hilfe zu holen, auch wenn es mir schwergefallen ist. Ich habe versucht, mit Offenheit und Ehrlichkeit durchs Leben zu gehen, mich nicht mehr zu verstecken und das klappte ganz gut.

Bei meinen Eltern zu Hause lief es relativ gut, auch dort versuchte ich, so oft wie möglich meine Gedanken auszusprechen. Wenn ich mal wieder die Idee hatte, ich könnte nichts essen, habe ich es ausgesprochen, meistens half das.

Mit meinem Bruder bin ich dann Anfang 1998 ausgezogen.

Es war bestimmt nicht einfach für meine Eltern, gleich beide Kinder los zu sein, aber wir haben die perfekte Wohnung gefunden, nämlich genau über unserem Lieblingsitaliener, mitten in der Stadt. Eine Drei-Zimmer-Wohnung, Küche und Bad, genial geschnitten und um das zu finanzieren, holten wir uns ein paar Monate später eine Mitbewohnerin dazu.

Ich ging also in die Schule, danach nach Hause lernen oder bei meiner Mum ein paar Stunden im Laden arbeiten, irgendwie wollte das eigene Zuhause ja finanziert werden. Am Abend schaute ich meistens mit meinem Bruder einen Film und das war´s.

Ich hielt mich lange Zeit von den Diskotheken fern. Wenn ich weggegangen bin, dann nur mit Freunden von meinem Bruder, weil ich wusste, die waren okay (Ich tat mich ja schließlich so schwer, echte Freunde zu finden, ich hatte ja ein Händchen dafür, in die Sch ... zu tappen) oder später auch mit meinem Nachhilfelehrer und dessen Freunden, die alle sehr, sehr lieb waren. Fakt ist, dass ich in diesem Jahr, wenn ich es jetzt so betrachte, so kontrolliert und angespannt und verkrampft durchs Leben gegangen bin, dass es fast kein Wunder war, dass ich irgendwann ausbrechen musste.

Ich versuchte wirklich alles anzuwenden, was ich in der Klinik gelernt hatte. So hinterfragte ich jeden Tag meine Gedanken, meine Gefühle, und beim kleinsten Anzeichen von Unwohlsein ging ich alles durch, warum, was wieder passiert war, warum der Rückfall jetzt da war usw.

Ich hatte, im Gegensatz zu vorher, jetzt nur das Thema ausgetauscht, jetzt ging es nicht mehr ums Hungern, jetzt ging es mit zwanghaften Gedanken darum, keinen Fehler zu machen. Ständig die Gedanken: Habe ich genug gegessen und was ist genug? Hab ich zu- oder abgenommen? Was bedrückt mich? Was muss ich ansprechen? Warum fühle ich mich traurig/wütend /glücklich/nervös usw.?

Ich bin so kontrolliert durch den Tag gegangen, dass nichts spontan passierte, nichts entspannt lief. Ich musste ja pünktlich um eins zu Mittag essen, abends um sieben dann Abendessen und alles andere wurde darum herum aufgebaut. Dann mussten ja die Kalorien gezählt werden, damit es die richtige Menge war, also wieder nichts mit einfach essen und gut ist. Wenn ein Abendessen auf dem Plan stand, war es genauso grausam wie vorher, wie viel ist richtig, was geht und was nicht?

Zum Glück wussten jetzt aber die meisten Bescheid, sodass ich dann, wenn die Speisekarte kam, mir Hilfe holen konnte. Mum hat mir da super geholfen. Alles wurde hinterfragt, analysiert, eigentlich war ich voll der Roboter – ich funktionierte einfach nach Vorlage. Ich selber war irgendwie nicht anwesend. Zu dem Zeitpunkt habe ich mir dann meinen Zählzwang so richtig reingezogen, bei dem ich immer wieder bis sieben gezählt habe. Denn jetzt kreisten meine Gedanken noch heftiger im Hirn herum als vorher, es gab ja so viel mehr zu beachten und einzuhalten ... Irgendwann schaltete ich dann auf Zählmodus um, das lief so wunderbar nebenbei und hat mich nicht so angestrengt!

02.02. 1998

Hab ´s mal wieder nicht geschafft, mir was zu gönnen! Bin mit Dad aneinandergeraten, weil er meinte, ich solle mal ein bisschen mehr mithelfen. Ich hörte sofort den Vorwurf raus, dass ich ja eh nichts mache und so faul wäre ... Da bin ich echt wütend geworden und hab ´s sofort gegen mich gerichtet. Erst als ich mich an der Steckdose verletzt habe (wollte

den Staubsauger einstecken) ist mir das klar geworden: Es
ging los, dass ich nicht wusste, was ich machen soll, alle
anderen hatten ihre Arbeit/ ihren Platz, nur ich war über-
flüssig. Dann hat Dad meine Co-Abhängigkeit ins Spiel
gebracht und das nervte mich dann. Tja, als ich dann ge-
merkt habe, wie ich schon wieder mit mir umgehe, musste
ich nur noch weinen. Dann hab ich mit Mum geredet, jetzt
geht 's wieder besser. Ich kann so schlecht mit Kritik umge-
hen und richte Aggressionen sofort gegen mich! Als das
geklärt war, konnte ich wieder essen.

08.03. 1998

War gestern auf der Waage, 46 Kilo! Freut mich und ärgert
mich! Ich nehm mir ja vor, mehr zu essen, will doch endlich
gesund sein ... Aber irgendwie krieg´ ich dann nicht mehr
als das absolut Nötigste runter.

Heute in der Stadt hat so ein Kerl mir nachgepfiffen und ich
hab´ mich richtig gut gefühlt – aber dann hab´ ich mir gleich
überlegt, ob er denn auch gepfiffen hätte, wenn ich mehr
wiegen würde?

Mittlerweile ess´ ich mittags nur noch Nudeln mit Toma-
tensoße, genau abgezählt 100 Gramm Nudeln und eine halbe
Packung Soße, damit ich dann noch genug Kalorien freihabe
für das Abendessen. Wann wird´ ich jemals normal essen???

28.05. 1998

Ständig denke ich übers Essen nach, war 's zu viel, war 's zu wenig? Irgendwie glaub' ich, dass das mit der Klinik auch nicht so toll war! Und das Schlimmste: Ich habe Fressdruck! Seit ich aus der Klinik raus bin, hab' ich zweimal gekotzt, als mir alles zu viel geworden war. Aber jetzt krieg' ich richtig Druck. Ich will einfach essen, worauf ich Lust habe, dieses ständig Kontrollierte macht mich wahnsinnig! So schwanke ich zwischen nichts essen und am liebsten alles in mich reinstopfen! Und gestern war es dann soweit: Ich hatte schon zu Abend gegessen, aber ich hatte einfach noch Hunger. Da hab' ich beschlossen, danach kotzen zu gehen. Also hab' ich ganz genüsslich noch eine Portion gegessen und dann noch gleich eine Tafel Schokolade hinterher, mit vollem Genuss. Ich wusste ja, das geht eh wieder raus! Dann bin ich auf 's Klo, hab' vorher noch viel Wasser getrunken. Ich hab' ja in der Klinik genug gehört über die richtige Technik, naja, und dann hab' ich gekotzt! Aber das Schlimmste ist, dass es sich so gut angefühlt hat, so befreiend, ich hab' mich danach so sauber gefühlt, von allem Scheiß gereinigt, emotional wie auch körperlich! Es ist so einfach!!! Essen nach Herzenslust, dann kotzen und es ist, als wäre nie was passiert. Kein ekeliges Völlegefühl, kein schlechtes Gewissen, dass ich jetzt zu viel in mir drin habe ...

Eigentlich sollte ich dringend darüber reden, wenigstens mit Ferdinand, meinem Therapeuten ... Aber bei ihm weiß ich nicht, ob er das dann nicht doch meiner Mum erzählt, schließlich kennen die beiden sich ja. Was für 'ne Schnaps-idee, mir einen Therapeuten zu suchen, der meine Mutter kennt!! Wo alles halbwegs lief, war mir das egal! Aber jetzt, wo ich doch wieder in die Heimlichkeit abtauche, hätt' ich doch gern einen Arzt, dem ich vertrauen kann! Also kann ich mich da nicht aussprechen und ansonsten will ich das nicht sagen. Ich will nicht, dass mir jemand das Kotzen ver-bietet. Ich steck wieder voll drin und weiß, wie ich mich sel-ber verarsche, aber ich kann einfach nicht mehr.

Nur der Kreislauf ist fatal! Ich fress' und kotz', fühl' mich dann schuldig, weswegen ich dann erst recht Fressdruck bekomme und mich dann noch mehr hasse, weil ich so schwach bin!!!

10.06. 1998

Es wird immer schlimmer, ich fühl' mich total beschissen – ich brauch' Hilfe!

13.06. 1998

Ich hab 's wieder getan, obwohl ich gestern einen echt guten Tag hatte! Ich fühl' mich so schlecht, Versagerin!!! Ich kann nicht mehr in den Spiegel sehen, mir in die Augen sehen, ich lüge, betrüge, verarsche mich und alle anderen, ich fühl' mich schmutzig, hilflos ... aber ich hab' einfach nicht die Kraft, dem entgegenzutreten! Ich lasse mich immer wieder herunterziehen und mein Entschluss »Ab jetzt kotz' ich nicht mehr« ist doch nur Lüge! Ich will doch leben und nicht meinen Kopf in die Kloschüssel hängen! Ich fühl´ mich so falsch, weil ich allen so ins Gesicht lüge! Hauptsache nach außen so tun, als wär´ alles prima! Schaut her, sie isst wieder ganz normal! Toll, wie sie das schafft!!! Und es ist doch auch so einfach! Kein ständiges Kontrollieren der Mengen mehr, die ich esse, einfach mal mich hingeben, genießen ... Und dann alles wieder raus, als wär nie was geschehen. Und mein Gewicht bleibt gleich, obwohl ich da schon aufpassen muss, wenn ich alles rauskotze, dann nehm´ ich zu schnell ab.

Aber ich kann damit nicht zu Irgendeinem gehen, es ist mein Geheimnis, viele Leute haben Geheimnisse, warum soll ausgerechnet ich immer alles sagen? Es ist mein Leben und fertig.

Ich denke, diese Gedanken waren Selbstschutz, sonst hätte ich mich selbst zerfleischt. Irgendwann erkennt man, dass man es nicht mehr unter Kontrolle hat, ist aber nicht an dem Punkt, wo man seine Sucht aufgeben will. Um sich selber dann überhaupt noch zu ertragen, redet man sich Dinge ein, dass es ja schon okay wäre, noch gar nicht so schlimm usw.

Wobei zu dem Zeitpunkt alles noch reichlich harmlos war, vielleicht zweimal die Woche einen Fressanfall, mehr war es nicht! Aber das ist der Anfang gewesen, damals hab ich meine Gefühle von Abscheu, Ekel vor mir selber, die Enttäuschung über meinen brutalen Rückfall, mein Versagen noch deutlich gespürt – später habe ich all diese Gefühle zusammen mit Bergen von Essen dann so gekonnt heruntergespült, dass ich das gar nicht mehr so gespürt habe. Fressen und Kotzen wurde später so zum Alltag und das ging nur, indem ich lernte, diese Emotionen, diese Schuld einfach zu verdrängen ... (Fressen und Kotzen half da sehr gut!)

Ich war selber beim Lesen meines Tagebuchs erstaunt, dass ich doch schon so früh bereits wieder angefangen hatte, rückfällig zu werden, ohne mich jemandem anzuvertrauen. Irgendwie hatte ich dieses Jahr immer so als relativ ruhig – was mein Essverhalten anging – in Erinnerung! Ich ging in die Schule und da lief alles wirklich gut, die Fächer, mit denen ich nicht klarkam, wählte ich ab und trotz einiger Überlegungen, ob es nicht doch besser wäre, arbeiten zu gehen, anstatt die Schule zu machen, blieb ich auf dem Gymnasium, um mein Abi zu machen.

Sehr viel mehr passierte in dem Jahr trotzdem nicht. Das mit dem Kotzen blieb, aber noch lang nicht in dem Maße, wie es dann später sein sollte. Ich versuchte mich aus allem rauszuhalten, keine Party am Wochenende, keine komischen Leute und solange ich dabei blieb, hat es auch recht gut geklappt.

Im Sommer bin ich ganz alleine in den Urlaub gefahren, irgendwie hatte mich die Krankheit auch damals schon recht einsam gemacht. Ich wollte keine Nähe zu anderen und Freundschaften blieben unverbindlich.

Ich verzog mich immer weiter in mein Schneckenhaus, aus Angst, zu viel Weggehen und Party oder Freunde könnten mir schaden. Was für die erste Zeit wohltuend war, wurde aber gerade dann zum Problem, denn die lange Isolation und Einsamkeit trieben mich später erst recht zum genauen Gegenteil. Nur eines blieb und bleibt auch heute gleich: Die Angst vor Nähe!

Solange Freundschaften schön unverbindlich blieben, lief es gut, wer mir zu nahe kam, den stieß ich weg.

Nur mit meinem Bruder war es anders, er war in dieser Zeit mein einziger Verbündeter, vor dem ich nicht schauspielern musste, und mit dem ich zusammen sein konnte, ohne dass es mir zu viel wurde.

10.03.1999

Hab´ Ben wieder gesehen! Wow, im Vergleich zu vor zwei Jahren, wo wir mal kurz zusammen waren, hat der sich echt gemacht. Fährt ein tolles Auto, und macht mächtig einen auf cool ... und das imponiert mir ja leider nach wie vor!

Er hat mich zum Essen eingeladen und wir haben uns super unterhalten – leider habe nur ich Gefühle für ihn im Anmarsch, er steht total auf Sabine. Und Sabine sieht aus wie ein Model, mit einer Figur zum Träumen. Jetzt hab´ ich eben mal so zwei Kilo abgenommen, erst weil ich verknallt war, dann, weil ich sie gesehen habe und sie so verdammt dünn ist und wenn Ben auf so was steht, dann muss ich ja wohl nachlegen! Das Dämliche ist, dass sie nicht auf ihn steht, so rennen wir ständig unglücklich verliebt umeinander rum. Ich will Ben, Ben will Sabine, Sabine will irgendeinen Anderen ... Scheiße!

In zwei Monaten ist Abi, aber ich muss mir keine Sorgen machen. Ich hab´ ja schon genug Punkte gesammelt, so dass ich, selbst wenn ich in allen vier Fächern eine Vier bekomme, trotzdem mein Abi schaffe! Ich weiß gar nicht, warum alle das Abi so schwer finden. Mit dem System von Leistungskursen und Grundkursen ist das doch echt okay! Ich hab´ Deutsch und Kunst als Leistungskurs, da muss man eh nicht soviel lernen und in Mathe mit meinem super Nachhilfelehrer Jochen kann gar nichts schiefgehen.

Mündlich muss ich dann in Geschichte Prüfung machen, aber der Lehrer ist super und mag mich, also kein Problem von dieser Seite!

Ich hab´ auch wieder angefangen, fortzugehen, schließlich kann ich jetzt Autofahren und kommen und gehen, wann ich will! Das erleichtert die Sache, denn wenn ´s mir zu blöd wird, fahr´ ich eben einfach woanders hin. Allerdings geh´ ich aus diesem Grund auch fast nur alleine los, weil ich keine Lust habe, mich mit anderen darüber zu streiten, ob ich jetzt gehen will oder nicht. Und so kann ich auch mitgehen mit wem ich will! Aber auf der anderen Seite macht es mich auch öfter einsam, weil ich ja immer darauf angewiesen bin, jemanden zu treffen ... Aber ich kenn´ so viele Leute, gerade noch von früher, da passiert das nur selten. Jetzt bin ich halt

*mit der Clique vom Ben zusammen, immer in der Hoffnung,
dass er doch noch Gefühle für mich entwickelt! Wie blöd bin
ich eigentlich? Er will mich nicht, aber trotzdem dräng´ ich
mich auf und häng´ mit denen rum – irgendwie bin ich mir,
wenn ich verliebt bin, echt für nichts zu schade, mir reicht es
dann schon, einen Abend in seiner Nähe zu verbringen!*

*Wenn ´s mir dann allerdings zu blöd wird, geh´ ich halt mal
allein ins »Airport« oder ins »Extra« oder treff´ mich mit
Anderen oder mit Jochi und Uwe einfach in einer Kneipe.
Aber es ist schon komisch, wie bei mir Essen und Liebe/Sex
zusammengehörten. Bin ich emotional wieder auf Hochtou-
ren, klappt ´s mit dem Essen gar nicht! Da ist voll die Verbindung. Aber gut, Sex und Essen sind beides Triebe, die ein
Mensch halt nun mal so verspürt – und normalerweise aus-
lebt, ohne zu kontrollieren - ich nicht!!!*

*Dem Gefühlschaos kann ich nur entgegensteuern (wie frü-
her auch schon), wenn ich Hunger oder – wie später dann –
eben die Leere einer unerfüllten Beziehung in mir mit Essen
stopfe, um es dann alles wieder aus mir raus zu kotzen.*

*Mein Bruder hat sich endlich auch mal verliebt, aber ausge-
rechnet in eine aus Amerika! Sie kommt uns im Sommer
besuchen, die beiden kennen sich aus dem Internet. Nachdem
er sowieso hier ziemlich unglücklich ist, tut ihm das, glaub´
ich, richtig gut!*

Ciao ciao!

10.06.1999

Ich hab mein Abitur!!!! Abi `99!!!! mit einem Schnitt von 1,9!!!!!

Wow, ich bin echt stolz auf mich!!! Auch wenn ich mal wieder unglücklich verliebt bin und eigentlich nur mit halbem Herz die Prüfungen geschrieben habe, aber egal! Ich hatte soviel Dusel, in Deutsch kam genau der Text dran, den ich in den Übungsheften schon mal gelesen hatte, da war das dann viel einfacher und ich hab dreizehn Punkte (ist 'ne Eins minus).

In Mathe gab 's sage und schreibe zwölf Punkte ('ne Zwei plus!). Jochen war voll stolz auf mich, er hat mir da echt so viel geholfen und ich liebe Mathe! Da gibt es einfach nur richtig und falsch, keine Interpretation möglich! Das ist für mich eine Wohltat!!!

Naja, Kunst hab ich zehn Punkte ('ne Zwei minus) und die mündlich Prüfung, für die ich dann eigentlich kaum noch 'nen Kopf hatte, war immerhin ungelernt noch neun Punkte ('ne drei plus) drin. Alle Achtung, nach dem ganzen Chaos in meinem Leben!!

Allerdings ist die Freude dann auch recht schnell wieder verflogen, denn jetzt weiß ich nicht, was ich mit mir anfangen soll!

Ich hab' mich für das Studienfach Psychologie eingeschrie-
ben, weil ich irgendwie denke, dass ich so mein Leben und
meine Krankheit doch noch zu was Gutem werden lassen
kann. Aber ich komm' mit meinem Schnitt nicht an meine
Wunsch-Uni, und die ZVS (Zentrale Vergabe-Stelle) wird
mich einer anderen Uni mit noch freien Plätzen zuordnen.
Das kann aber dauern! Also hab ich jetzt Ferien und ir-
gendwie viel zu viel Zeit!!

Was sich schon im letzten Jahr so angedeutet hatte,
wurde jetzt immer deutlicher.

Klar, ich hatte ja keine Beschäftigung mehr, nichts
mehr, was mir noch Struktur gab. Keine Schule und
damit verdammt viel Zeit für Blödsinn.

Ich wusste einfach nicht, was ich mit mir anfangen
sollte, also bin ich wieder auf die Piste gegangen.
Tagsüber habe ich noch bei meiner Mum im Laden
gearbeitet und bin so oft ins Berufsinformationszent-
rum gegangen, dass ich dort schon bald alles auswen-
dig konnte. Denn die ZVS hatte beschlossen, mich in
Kiel studieren zu lassen!!! So weit weg? Und als ich
diesen Bescheid bekam, war es schon Ende August, das
Semester fing vier Wochen später an. Ich konnte mir
nicht vorstellen, in so kurzer Zeit hier alles stehen und
liegen zu lassen, um dort in der völligen Fremde neu
anzufangen.

Manchmal denke ich heute noch darüber nach, wie es gewesen wäre, wenn ich es gewagt hätte, wo ich dann heute wäre und wie ich heute wäre.

Insgesamt habe ich es drei Semester versucht, dort in Kiel Fuß zu fassen und jedes Mal bin ich nach einem Tag wieder abgereist. Ich habe mich einfach nicht getraut. Aber andererseits war das dann schon wieder typisch für mich! Ich wollte es, habe mich mit der Entscheidung wohlgefühlt, fast schon euphorisch hatte ich jedes mal schon entweder ein WG-Zimmer oder eine Studentenbude klargemacht – bis es dann ernst wurde und ich völlig zusammengefallen bin. Dann habe ich mir gar nichts mehr zugetraut und bin völlig kleinlaut wieder nach Hause gekommen.

Alles oder nichts, euphorisch oder zu Tode betrübt, fressen oder kotzen!!!!

Also blieb ich ...

Nachdem ich mit Ben und dann noch einem Jungen mal wieder so auf die Nase gefallen war, habe ich mich den älteren Männern zugewandt. Es war kein direkter Beschluss von mir, irgendwie bin ich da so hineingeraten. Immerhin hatte ich meine Wohnung über einem der angesagtesten Italienern der Stadt und ich ging dort nicht ungesehen ein und aus. Oli war der erste, der sich getraut hat, mich einfach anzusprechen. Er sah verdammt gut aus, war fünfzehn Jahre älter als ich, aber er hatte Charme und er wusste einfach, wie man eine Frau behandelt! Er lud mich zum Essen ein, ist mit mir in seinem BMW durch die Gegend gefahren, war großzügig und eigentlich sehr anspruchslos! Ich weiß bis heute nicht, ob er eigentlich eine Freundin hatte oder sogar verheiratet war, aber seiner Wohnung nach zu urteilen eher nicht. Er hat mich einfach sehr respektvoll behandelt, war irgendwie immer so dankbar, dass ich junges Ding überhaupt mit ihm ausging – einfach etwas komplett anderes als die pubertierenden Jungs, die ich sonst so kannte! Und das hat meinem Ego richtig gutgetan! Er war Besitzer eines Handy-Ladens, hatte gutes Geld und wollte nicht viel von mir, außer dass ich ab und zu mal mit ihm wegging.

Ich war schon wieder drauf und dran, mich in ihn zu verlieben, als der Donnerstag, der 09.09.99 kam. Dieses Datum kann man sich ja nur merken.

Ich war auf einen Junggesellenabend eingeladen, ein Kumpel von Jochen, meinem Nachhilfelehrer, sollte am Samstag heiraten und feierte im »Apfelbaum«. Das war bis dahin so gar nicht meine Musikrichtung und Oli hatte sich mal wieder nicht gemeldet, weswegen ich reichlich frustriert mit meiner Freundin dorthin ging.

Der Abend sollte lustiger werden, als ich geahnt hatte!

10.09.1999

Mann, was für ein Abend gestern! Christina und ich sind in den »Apfelbaum«, wo sie ja eigentlich nur Schlager spielen und wir haben halt versucht, das Beste draus zu machen. Uwe hat wenigstens ein bisschen Spaß mitgemacht, ansonsten standen unsere Leute die meiste Zeit nur rum. Ich hab´ mir dann gedacht, was soll´s, scheiß auf Oli, schon wieder einer, der mich nur stresst, das wird eh nix mit dem und bin tanzen gegangen.

Irgendwann bin ich dann von der Tanzfläche runter, da labert mich doch so ein Typ an, wie geil ich denn tanzen würde und ob ich was trinken mag! Gut, er sah net schlecht aus, aber die Art, wie er mit seinen Mercedes-Schlüsseln gespielt hat, da war mir klar, was für ´ne Tour der fahren will. Aber was soll´s, dacht´ ich mir, ist eh langweilig hier, also quatscht du halt ein bisschen mit ihm und seinem Kumpel.

Er meinte, er wüsste auch, wer ich bin, weil er immer dienstags zum Toni (der Italiener) essen gehen würde und ich sei doch die Tochter von ... Und dass er mich schon so oft gesehen hätte usw. Bla bla ...

Aber irgendwie hat mir das ja schon geschmeichelt, wie sich ´s rausstellte ist er dreizehn Jahre älter als ich – was ist nur auf einmal los, dass mich die alten Männer so reizvoll finden?

Auf jeden Fall hab´ ich ihn dann verarscht wegen seines Mercedes. Da meinte er, dass er eben dort auch arbeite usw.

Irgendwie war ich voll locker und witzig und schlagfertig, weil ich ja nix von ihm wollte.

Er meinte dann noch, ob ich mal nur für ihn tanzen würde – hab´ ich gemacht! Er wollte dann gehen, bat mich aber, am nächsten Dienstag doch an seinen Tisch zum Essen zu kommen und ob ich so tun könnte, als hätte er mich gerade zum ersten Mal gesehen und gleich aufgerissen, er wolle vor seinen Kumpels ein bisschen angeben. So eine Ehrlichkeit fand ich ja schon wieder voll süß, also hab´ ich »ja« gesagt.

Die beiden sind dann gegangen und wir haben noch ein bisschen weitergefeiert und sind dann so gegen zwei Uhr auch heim.

Schon komisch, ich fand Thomas gar nicht so toll, aber irgendwie denk´ ich doch ständig über gestern nach! Vielleicht ist es aber auch nur schön zu sehen, wie gut ich zurzeit ankomme und dass ich mal hofiert werde und nicht immer die bin, die irgendeinem Bubi nachrennt! Was hab´ ich nur die ganze Zeit von diesen noch völlig verwirrten Jungs gewollt? Wie viel schöner ist es doch, eingeladen und wie eine Dame behandelt zu werden?

Bin mal gespannt auf Dienstag, und was mit Oli passiert, mal sehen. Ich muss nur aufhören, mich ständig so reinzustressen, das macht nur unglücklich!

13.09.1999

Ich glaub 's nicht!

Heute Mittag klingelte mein Handy und rate, wer dran war? Genau, Thomas!

Woher er meine Nummer hat, wollte er mir nicht verraten, er hätte halt seine Beziehungen! Er wollte mich nur an morgen erinnern, dass ich auch ja zu ihm an den Tisch komme! Ist das nicht süß!!! So viel Mühe hat sich ja noch nie einer gemacht! Ich freu´ mich auf morgen!

15.09.1999

Was für ein Tag gestern! Also von vorne: Um Eins bin ich runter in die Wirtschaft und da saßen sie zu viert, im Anzug, voll die Geschäftsleute und Thomas mitten dabei. Am liebsten hätt´ ich mich ja umgedreht. Aber sobald er mich gesehen hatte, winkte er mich ran, ich soll mich doch dazu setzen. Naja, also gut, wir haben uns so unterhalten, leicht witzig, leicht anzüglich, wie man halt so plaudert, wenn vier Männer einem auf den Busen starren und überlegen, wie sie mich am besten ins Bett kriegen können. Aber Thomas hat ganz klar seine Besitzansprüche auf mich geltend gemacht, ich hab´ mich so gut gefühlt!!!! Tja, und dann kam noch Oli rein, sieht mich, sieht wo ich sitze, nickt mir traurig zu, fertig! Ja, soll er nur leiden, er hätte mich ja längst anrufen können, geschieht ihm recht! Wahnsinn, wie viele Typen mich kennen, nur weil ich die Tochter von … bin und weil ich da wohne! Ist halt doch eine ziemliche In-Kneipe, da hab´ ich mir ja den richtigen Wohnsitz ausgesucht. Ich kann gar nicht oft genug sagen, wie toll es ist, so bewundert und hofiert zu werden!

Die Jungs hatten schon gegessen, ich wollte eh nix, also sind wir nach fünfzehn Minuten aufgestanden, Thomas meinte, er würde mich anrufen und ob ich später noch Zeit habe ….

Ich bin dann in mein Zimmer, aber ich war so aufgekratzt, da hab´ ich mir gedacht, ich besuch´ ihn einfach auf der Arbeit, ich weiß ja schließlich, wo das ist.

So richtig sicher war ich mir nicht, aber als ich zur Tür rein bin, kam er gleich auf mich zugelaufen, sichtlich stolz, von mir besucht zu werden (okay, er ist ein Macho und die Tatsache, dass so ein junges, heißes Bunny, wie ich es bin, ihn besuchen kam, hat ihn natürlich gefreut. Das hat seinem Ego geschmeichelt – aber was soll´s, ich war ja andersrum auch glücklich, so einen Fisch geangelt zu haben).

Wir haben kurz geredet, dann meinte er, er müsse noch zwei Stunden arbeiten, ich solle doch um fünf Uhr zu ihm kommen. Dann hat er mir erklärt, wo er wohnt.

Zu dem Zeitpunkt war das immer noch ein lustiges Spiel für mich, einfach ungezwungen und ohne komische Gefühle. Ich war neugierig, aber da ich immer noch nichts von ihm woll-

te, hab´ ich ziemlich amüsiert einfach alles mal mitgemacht und war wohl auch recht begehrenswert für ihn.

Ich bin dann also um fünf zu der Adresse gekommen – nicht schlecht, die Hütte! Als er dann mit seinem schwarzen SLK aus der Garage gefahren kam, tja, ich glaube, das war der Moment, wo ich dann doch zugebissen hab´! So ein Haus, so ein Auto, und er war hinter mir her!!!

Wie geil!!! Ja, so oberflächlich bin ich und ich hab´ auch keine Hemmungen, mir das, was da kommen wird, einfach zu nehmen.

Er hat mich rumgefahren, irgendwohin aufs Land, zu seinem Kumpel Peter, der da eine Wirtschaft hat. Wir sind ein bisschen spazieren gegangen, haben uns etwas unterhalten, dann am Abend sind wir zu einem Amerikaner Burger essen gegangen. Und da hat er dann endgültig sein volles Programm durchgezogen: Er war Fechter, hat bei den olympischen Spielen Gold geholt ... Und hat mir gleich seine Autogrammkarte vor die Nase gehalten!! Oh Mann, wie platt! Ich hab´s ihm auch voll ins Gesicht gesagt, wie dürftig seine Tour ist, mich rumzukriegen. Schönes Auto, Rundfahrt, ein Essen und dann noch flotte Geschichten über sich, was für ein toller Hecht er ist. Ob ihm das nicht peinlich sei!

Da hat er gelacht und gemeint, so funktioniere das aber bestens!!!

Und er hatte Recht, weil ich trotzdem mit zu ihm in die Wohnung bin, wo er mir dann auch seine Goldmedaille gezeigt hat und aus einem Videoabend dann auch mehr wurde. So bin ich, ich weiß genau, was gespielt wird, wehr´ mich aber trotzdem nicht oder bin mir nicht zu schade!

Aber ich wollte ihn ja eh nur als Lückenbüßer für Oli und soweit wollte ich es ja eigentlich gar nicht kommen lassen! Also bin ich danach einfach aufgestanden, hab´ mich angezogen und bin gegangen. Toll war es nicht, ich hab´ mich ziemlich mies gefühlt. Warum passiert mir immer so ein Mist???

In dieser Zeit klappte es mit dem Essen mal wieder fast gar nicht! Allerdings stand jetzt nicht mehr das Kotzen im Vordergrund, wenn ich verknallt war, hungerte ich. Nachdem ich mit meinen 44 Kilo aber so viel positive Aufmerksamkeit bekam, gab es für mich keinen Grund zuzunehmen. Dieses ganze Hin und Her der Gefühle lenkte mich gut von meinen ständigen Gedanken ans Essen und an meine Krankheit ab. Ich fühlte mich am Leben, die Aufregung vor einem Date und die Zeit danach, beim Warten auf den Rückruf oder die Spannung vor einer Einladung, all das kribbelte im Bauch, hielt mich auf 180, wie man so schön sagt.

Als uns dann mein Bruder eröffnete, er wolle zu seiner Liebe nach Amerika auswandern, war für mich klar, dass auch ich mir eine neue Wohnung, diesmal allein, suchen würde. Mit ihm verlor ich auch noch den letzten Halt, den letzten Verbündeten. Und so nahm das Elend seinen Lauf.

In einer WG war das mit den Fress-/Kotzanfällen ziemlich schwierig und umständlich gewesen. Ständig den Wasserhahn laufen zu lassen und so leise zu kotzen, dass niemand mich hören würde, das war anstrengend und nervig!

Ich hatte ohnehin so sehr das Gefühl, beobachtet und überwacht zu werden, fühlte mich so bewertet und schuldig. Eine eigene Wohnung ganz für mich allein, wo ich tun und lassen könnte, was ich wollte, heimkommen könnte, wann ich wollte und mitnehmen könnte, wen ich wollte, fressen und kotzen könnte, wie ich wollte... Ja, das hörte sich gut an! Ich hatte zu dem Zeitpunkt schon alles vergessen und verdrängt, was ich in der Klinik gelernt hatte und selbst wenn ab und zu mal so ein Gedanke daran hochkam, schob ich ihn beiseite.

Die Sucht hatte mich mal wieder komplett im Griff, ich belog alle und vor allem mich selber.

Nur, dass ich diesmal diese Stimmungsschwankungen viel deutlicher spürte, mich viel mehr austobte, auf der einen Seite mein Leben in vollen Zügen genoss, weil ich nach der langen »magersüchtigen Zeit« einfach jetzt auch mal was »haben« wollte ... Nur, dass dieser Glückszustand oder dieses Hochgefühl nicht lange anhielt und ich mich dann in mein Zimmer verkroch und meine Wunden leckte.

Die Geschichte mit Thomas fing an, ernst zu werden und obwohl ich am Anfang ja so sicher war, alles im Griff zu haben, dauerte es nicht lange und ich war ihm hoffnungslos verfallen. Vielleicht, weil er der Erste und auch Einzige war, der verrückt genug war, sich weiter mit mir einzulassen und weil er es gewohnt war, niemanden an sich heranzulassen. Ich war einfach ein süßes Girl, das sprang, wenn er es wollte und nachdem er keinerlei schlechtes Gewissen deswegen hatte, wurde es für mich zum Albtraum.

25.09.1999

Mittlerweile war ich mit Thomas dann doch im Bett. Er hatte am folgenden Wochenende eine SMS geschrieben und wir haben uns getroffen. Aber wie alles an dieser Beziehung, lief auch diesmal das Date irgendwie schief.

Ich bin zu ihm gefahren und wir saßen auf dem Sofa und haben uns unterhalten, als es an der Tür klingelte und seine Freundin vor uns stand. Sie hatte Kuchen für ihn gebacken! Bis dahin wusste ich nichts von einer Freundin und ich kam mir so mies vor. Ich wollte gehen, aber er stellte mich einfach vor und damit hatte sich das für ihn. Dann saßen wir eben zu dritt auf der Couch und sie war so lieb und verliebt in ihn, das hat man voll gemerkt. Nach einer peinlichen halben Stunde meinte ich dann, ich müsse jetzt gehen und er hat mich noch rasch nach draußen begleitet ... Bussi rechts, links auf die Backe, dann flüsterte er mir zu: »Ich werd´ sie los, dann ruf ich dich an«.

Ich war noch kaum zu Hause angekommen, da kam die SMS.

Also bin ich wieder umgedreht und zurück zu ihm. Ich weiß auch nicht, was mit mir los ist, ich hab´ ihn doch eigentlich total blöd gefunden. Und die arme Freundin! Aber es schmeichelt mir total, dass er sie heimschickt und mich sehen will! Und es kribbelte so in meinem Bauch, es fühlt sich einfach so gut an, begehrt zu werden!

Hab´ die Nacht dort verbracht, früh sind wir zusammen aufgewacht und er meinte, er müsse halt jetzt zur Arbeit, ich solle einfach, wenn ich geh´, die Tür zuziehen. Sein Mitbewohner wäre ja auch noch da! Bussi auf die Backe und weg war er. Und ich lag völlig geflasht in seinem Bett und wusste nicht, was passiert ist.

Hab´ mich dann schnell angezogen und bin gegangen. Sein Mitbewohner hat voll freundlich »Hallo« gesagt, überhaupt nicht überrascht, mich zu sehen! Dann scheint er das wohl öfter so zu machen! Aber es ist mir egal! Ich will ihn, er will mich (hoffentlich) und ich will das jetzt genießen. Dieses Hochgefühl hält mich vom Fressen und Kotzen ab und ich fühl´ mich so gut!!! Könnt´ die ganze Welt umarmen. Hab´ mich gleich mit Christina getroffen und ihr alles erzählt!

Das tut dann erst recht gut, noch mal damit angeben zu können, dass so ein Typ mich will!

Seitdem haben wir uns das Wochenende drauf wieder getroffen, da hatte er von seiner Freundin her wohl Ausgang und wir sind zusammen ins »Chase«, anschließend in den »Apfelbaum«.

Hab wieder für ihn getanzt, dann waren wir kurz draußen.. Danach sind wir wieder zurück und ich bin dann so um drei Uhr nach Hause. Allein! Scheiße, irgendwie läuft das doch nicht ganz so, wie ich es mir vorgestellt habe! Denn wenn ich ehrlich bin, eine Beziehung kann daraus wohl nicht werden. Aber egal, besser als nichts, das wird schon noch!!

Voll glücklich,

bis bald!

05.10.1999

Ich hab´ eine Wohnung gefunden, sehr schön, Altbau mit hohen Decken, und bezahlbar.

Zum ersten November steht der Umzug an. Ich bin grad nicht so gut drauf, weil Thomas sich so selten meldet. Eigentlich hat er sich seitdem nur einmal gemeldet, mit ´ner SMS, abends um neun: »Hast du Zeit und Lust?« Ich: »Ja«. Er: »Dann komm!«

Es war klasse, wir haben Video geschaut und miteinander geschlafen und ich durfte bis früh bei ihm bleiben.

Mehr war aber nicht und wenn ich ihm schreibe, dann schreibt er nicht zurück!

Egal, ich freu´ mich auf meine neue Wohnung, da kann er mich ja leichter besuchen, weil es zum einen ganz in der Nähe von seiner Arbeit ist und er da zum anderen dann nicht Gefahr läuft, seiner Freundin über den Weg zu laufen.

Christopher und Uwe wollen ihn mir die ganze Zeit ausreden, er würde mich nur unglücklich machen. Ich sollte mir doch mal einen richtigen Freund suchen, aber wer will mich denn schon? Ich kann doch gar keine Beziehung wirklich führen! Dazu habe ich zu viele Geheimnisse, wie sollte ich das denn hinkriegen? Und vor allem, wer sollte es mit mir Verrückten schon aushalten? Meine Stimmungen ertragen? So kann ich mich zurückziehen, wenn ich mal wieder depri bin, kann mich verstecken und komm´ eben erst raus, wenn ich wieder Kraft zum Strahlen habe!

Ansonsten arbeite ich fast jeden Tag bei Mum im Laden und sie nimmt mir zum Glück ab, dass es mir gut geht. Sie auch noch anzulügen, wär´ jetzt zu viel für mich. Obwohl ich das ja eigentlich tue, weil ich ihr nicht die Wahrheit sage. Aber zurzeit geht es ihr nicht gut, weil mein Bruder ja weg ist und ich versuch´ sie zu trösten. Da braucht sie es nicht auch noch, dass sie sich um mich sorgen muss.

15.10.1999

Er hat mich heute im Laden besucht!!! Erst meldet er sich eine Woche lang gar nicht, dass ich schon voll am Rumheulen bin und dann steht er mit all seinem Charme bei uns im Laden, sagt meiner Mum brav »Hallo«, sucht sich ein Geschenk aus, grinst mich so verschmitzt an, dann geht er wieder. Eine Stunde später kommt eine SMS, ob ich später zu ihm komm´!

Fünf unbeantwortete SMS, zehn Tage ohne Nachricht und dann einfach so ist er wieder da und all mein Kummer ist vergessen. Die drei Stunden im Laden sind irgendwie auch noch rumgegangen. Ich hatte, glaub´ ich, ein Dauergrinsen im Gesicht. Mum findet ihn auch gut, ich glaub´, sie ist froh, dass ich mal von den kleinen Jungs weg bin. Jetzt muss ich mich fertig machen!!! Jippiieehh!!

04.11.1999

Keine Nachricht von ihm und ich sitz´ hier in meiner neuen Wohnung. Bin schon dreimal bei seiner Arbeit vorbeigefahren aus lauter Verzweiflung, aber reingehen trau´ ich mich nicht. Gestern bin ich abends um elf zu seinem Haus gefahren, weil ich sehen wollte, ob er da ist. Er war da.

Bei meinem Handy hab´ ich diese Funktion »Sendebericht« eingestellt, das hat mir Christina gezeigt. Da bekomme ich immer eine Nachricht, wenn er das Handy anmacht und meine SMS dann auch tatsächlich bei ihm ankommt. Jetzt weiß ich auch, dass er sein Handy eben nicht immer anhat, was mich dann beruhigt, wenn ich ihm eine Nachricht gesendet habe und keine Antwort bekomme. Ein paar Stunden später krieg' ich dann die Nachricht »Nachricht erhalten«, dann weiß ich, jetzt hat er sein Handy an. Ich mag zurzeit gar nicht weggehen, weil ich eh immer nur nach Thomas Ausschau halt' und ich immer Angst habe, er könnte sich melden und ich wär' nicht bereit.

Also sitz' ich hier rum und jetzt, wo ich mich vor niemandem mehr verstecken muss, hab' ich zweimal am Abend einen Fressanfall.

Einen mach' ich gleich nach der Arbeit, weil ich ja bis dahin nichts ess'. Dann hab ich nachmittags so einen Hunger. Wobei das kein wirklicher Hunger ist, eher so einen Drang, wie wenn man seit Stunden keine mehr geraucht hat und dann echt eine will! Nur dreimal schlimmer. Das heißt, ich sag' Mum »Tschüss«, renn' in den Supermarkt und dann wird eingekauft. 40 Mark gehen da locker drauf, schließlich ist meine größte Angst, das Essen könnte nicht ausreichen.

Dann kauf' ich mir beim Bäcker zwei Laugenbrötchen, die ess' ich dann schon mal in der Straßenbahn, die sind die Grundlage, falls nicht alles rausgeht, dann ist das Unterste wenigstens nichts gar so Fettiges.

Dann lauf' ich wie ferngesteuert zu meiner Wohnung - da darf mich dann auch echt keiner mehr aufhalten. Ich hab' wie so einen Tunnelblick, kein Rechts oder Links, ich muss dann einfach in die Wohnung und loslegen.

Zurzeit ess´ ich dann acht Brötchen mit Camembert oder Gouda, danach eine Packung Fischstäbchen, die sind dann immer fertig, bis ich die Brötchen gegessen habe. Und dann - als letztes, weil am fettigsten - kommen noch mal vier oder fünf Aufbackbrötchen mit Nutella. Gott, ich liebe Nutella. Zum Schluss mach´ ich dann das Nutella-Glas so leer oder ess´ drei Tafeln Schokolade.

Sobald ich dasitze, mit dem vorbereiteten Essen vor mir, den Fernseher an und ein Rätselheft bereit, kommt die Entspannung. Das Gefühl, alles ist gut, die Vorfreude auf das leckere Essen und der Genuss. Manchmal ess´ ich eineinhalb Stunden in aller Ruhe, bis ich dann so vollgefressen bin, dass ich ausschaue wie im achten Monat schwanger. Aber ich schaff´ es doch jedes Mal bis zur Toilette und je voller ich bin, desto leichter kommt auch alles wieder raus. Ich kann auch kotzen, ohne mir den Finger in den Hals zu stecken, aber da kommt weniger raus als mit Finger. An guten Tagen dauert es vielleicht sechs, sieben Mal würgen, dann ist alles raus. Das merk´ ich daran, dass eigentlich nur noch Galle hochkommt. Dann trink´ ich Leitungswasser und erst, wenn das auch klar wieder rauskommt, ohne irgendeinen Rest vom Essen, geb´ ich mich zufrieden.

Nutella ist schwierig zu kotzen, ist sehr zäh, daher ist in letzter Zeit leider auch öfter mal was dringeblieben. Also arbeite ich wieder mit Abführmitteln, irgendwie rede ich mir ein, wenn´s schon drin bleibt, kommt´s dann damit wenigstens unbearbeitet von meinem Körper hinten wieder raus.

Das ist meine größte Angst! Dass ich es irgendwann einmal nicht schaffe, das alles raus zu kotzen und ich dann so aufgebläht bleibe!!! Mittlerweile träum´ ich sogar davon, dass ich einen Fressanfall habe, ohne kotzen zu dürfen.

Nach so einer Aktion bin ich so richtig schön fertig, als hätt´ ich eine Stunde Sport gemacht. Und eigentlich reicht es damit dann auch. Aber wenn dann noch Reste da sind, die ich beim ersten Mal nicht geschafft hab´, dann geht´s noch einmal von vorne los. Ich warte dann ab, ob Thomas vielleicht geschrieben hat, immer in der Hoffnung, er würde es tun und mich so vor´m Kotzen bewahren, aber wenn er dann auch auf eine SMS von mir nicht antwortet, dann geht´s halt in die zweite Runde. Danach ist´s meistens elf Uhr und ich geh´ schlafen.

19.11.1999

Heute meinte Mum, ich hätte ja endlich mal wieder ein bisschen zugelegt und wie gut mir das stehen würde.

Ich lächelte und meinte: »Finde ich auch«. Innerlich dachte ich mir: »Nie wieder Nutella, das geht anscheinend doch zu schlecht raus«.

Aber egal, Thomas hat sich wieder gemeldet und klar, natürlich so spät, das wäre fast daneben gegangen. Ich war gerade *fertig mit meiner ersten Runde und als ich über der Schüssel hänge, krieg´ ich ´ne SMS. Also hab´ ich kurz Pause gemacht und hab´ mein Handy geholt! Und ja, sie war von ihm.*

Er wolle in einer Stunde zu mir! Das erste Mal, dass er zu mir kommt!! Und ich häng´ über der Schüssel und muss noch aufräumen. Vor lauter Panik und Vorfreude hab ich ´s kaum geschafft zu kotzen, aber gerade heute war es doch so wichtig, wenn Thomas kam, musste mein Bauch definitiv flach sein!!! Irgendwie hab ich ´s geschafft, aufgeräumt, geduscht und war rechtzeitig fertig. Kann der Idiot nicht einfach vorher Bescheid sagen? Dann könnte ich aufs Kotzen und Fressen verzichten und mich in aller Ruhe fertig machen, es viel mehr genießen. Er ist der Einzige, für den ich einen Fressanfall ausfallen lassen kann!!! Aber den Gefallen tut er mir nicht und ich hab ´s ihm schon ein paarmal gesagt. Es interessiert ihn nicht wirklich. Er macht es, wie er will und ich mach´ mit oder lass´ es. Klar mach´ ich mit. So wie mein Leben im Moment ist, ist Thomas mein einziger Lichtblick. Und auch wenn ich zwei Wochen ohne Nachricht von ihm bleibe und innerlich fast dran krepier´, ständig am Telefon sitze und warte... Ohne ihn gäb´s nichts, für das sich das Aufstehen lohnen würde!

Naja, er war bei mir, es war schön, meine Kissen riechen noch nach ihm – ich glaub´, ich wasch´ die Bezüge nie mehr!!!

Am Wochenende ist er wieder im »Apfelbaum«, ob ich auch kommen mag!! Klar!! Endlich mal wieder eine Vorfreude und ein kotzfreier Tag, weil ich mich stundenlang fertig mache ...

22.11.1999

Bin mit Christina vor dem »Apfelbaum« ins »Chase«, eine Kneipe für Insider und wie als hätt´ ich ´s geahnt, Thomas war auch da. Ich hab´ natürlich ganz cool getan, immerhin hatte ich es ja geschafft, ihn nicht jeden Tag mit SMS zu nerven (Da ich ja wusste, dass wir uns da wiedersehen, musste ich ja nicht »betteln« und kam mir sehr stark vor). Er hat nur gegrinst und mich zu sich gerufen. Es dauerte keine zehn Minuten, da hatte er mich schon wieder geschnappt, ins Auto verfrachtet und zu seiner Arbeit gefahren, wo wir dann eingestiegen sind und im Büro seines Chefs Spaß hatten.

Dass er mehrere Frauen hat, weiß ich, auch das mit seiner Freundin, aber es ist mir egal. Ich will ihn, er ist meine Droge, ohne ihn ist mein Leben zurzeit so sch ..., ich brauch´ diese Aufregung und diesen Kick einfach. Und irgendwie spür´ ich auch, dass er mich echt mag, genau dafür, weil es so einfach mit mir ist. Aber er beschützt mich auch und sorgt sich um mich, das weiß ich. Wenn ich mal nur einen anderen anschau´, schüttelt er schon mit dem Kopf! Und das find ich soooo süß!

Ich bin seitdem mal wieder total aufgedreht, alles ist schön und bunt und voller Energie. Das sind die genialen Tage, für die lebe ich. Wenn ich das Gefühl habe, die ganze Welt gehört mir und keiner kann mir was antun. Nach all den trüben Tagen des Wartens, wo ich nur zu Hause sitze und fresse und kotze, ist der Tag danach so klasse!

Irgendwie sind in dieser Zeit vor Weihnachten die Wochen so dahingeplätschert.

Ich hatte meine neue Wohnung soweit eingerichtet, zwei Zimmer mit Bad, wirklich ein Luxus, den meine Eltern bezahlt haben, für den Rest kam ich auf. Ich frage mich im Nachhinein immer wieder, wie ich das finanziell eigentlich geschafft habe. Die Nebenkosten wie Telefon und Auto, vor allem aber das teure Essen ... ich kann es nicht mehr sagen, ich weiß nur, dass ich täglich 30 Euro (damals noch 60 Mark) für meine Fressanfälle ausgegeben habe. Am Wochenende wurde es noch teurer, weil ich Brötchen von der Tankstelle geholt habe. Irgendwie hatte ich mir jedes Mal vorgenommen, am Samstag so einzukaufen, dass es auch für Sonntag reichen würde, aber das hat nie geklappt. Wenn ich Essen zu Hause hatte, dann habe ich das auf meine Art vernichtet und wenn das bedeutete, dass ich einen extra Anfall bekommen musste, aber übrig geblieben ist selten etwas.

Ich weiß noch, wie eines Abends mein sehr guter Freund Uwe bei mir saß und ich ihm alles gebeichtet habe. Er wusste von meinem Klinikaufenthalt und auch, dass ich nicht wirklich über alles hinweg war. Wie schlimm es aber wirklich schon wieder mit mir gekommen war, das habe ich ihm an diesem Abend gezeigt. Ich kann mich noch genau an sein Gesicht erinnern, als er mir erst ungläubig zugehört hat und dann vor allem, als ich meine Küchenschränke aufgemacht habe, mit den Vorräten, die ich dort versteckt hatte für das abendliche Festmahl. Ob ich das alles essen würde, hat er mich gefragt, und ich sagte «Ja, das reicht für einen Fressanfall!»

Uwe war wirklich ein guter Freund und wir haben lange geredet. Bis er mich soweit hatte, dass ich an diesem Abend bereit war, alles in Tüten zu packen und es unten in den Müll zu schmeißen. Ich dachte, ich packe das, nur für diesen einen Abend. Ich war da plötzlich voller Energie und wollte es noch einmal versuchen. Dann weiß ich noch, wie er weg war und ich nach zehn Minuten allein mit mir tatsächlich hinunter zu den Mülltonnen gegangen bin, um alles wieder herauszuholen. Ich war süchtig nach Essen, süchtig nach Kotzen, was anderes gab es für mich nicht.

Wenn ich es doch mal schaffte, nach draußen zu gehen, um mich im Café mit Freunden zu treffen, dann ging das genau bis zu einer bestimmten Uhrzeit gut, meistens später Nachmittag. Dann wurde ich unruhig und wollte nur noch nach Hause. Ich konnte so einen Anfall auch nach hinten hinauszögern, aber wichtig war, dass ich im Voraus wusste, dass ich dann Zeit und Gelegenheit kommen würde, mich meiner Sucht hinzugeben.

Wenn wir abends ins Kino waren, dann musste ich danach schnell heim, wenn ich abends etwas trinken war, dann eben danach. Hauptsache, ich konnte meinen Fressanfall bauen. Vielleicht habe ich in dieser Zeit angefangen, so unspontan zu werden! Weil es für mich immer schwieriger wurde, einfach mal nach Lust und Laune etwas zu unternehmen. Ich musste immer genau wissen, wann und wo ich meinen Anfall machen konnte. Und am einfachsten und am entspanntesten war das eben zu Hause bei mir. Daher habe ich auch bei niemandem mehr übernachtet (Ausnahme Thomas, er war tatsächlich der Einzige, bei dem ich nicht fressen und kotzen musste, wenn er bei mir oder ich bei ihm war. Ich sag ja, Ersatzdroge!).

Ich wollte auch nicht in den Urlaub fahren, da wäre es ja noch schwieriger gewesen, erst mal an Essen überhaupt zu kommen und dann auch wieder in Ruhe zu kotzen. Essengehen war auch nicht toll, zwar war das Essen mal eine Abwechslung, aber die Menge war zu wenig, um befriedigend zu sein. Auch, um es schnell auf dem Klo des Restaurants auszukotzen. Mittlerweile war ich so sehr an die großen Mengen gewöhnt, dass ich solche Kleinigkeiten wie einen Teller nur ganz schlecht herausbekam. Ich hatte dann auch immer im

Kopf: »Für so ein bisschen lohnt sich die Anstrengung gar nicht«.

Also versuchte ich eben, hinterher so schnell wie möglich nach Hause zu kommen, um dann noch weiter zu fressen. Was mich aber sehr stresste, weil die Zeit eigentlich zu lange war. Ich habe mir dann immer vorgestellt, wie mein Magen schon alles verdaute und in böses Fett umwandelte. Also, wie gesagt, Essengehen war nicht so toll. Es ist heute noch so, dass ich, wenn wir Essen gehen mit der Familie, extra nach dem Essen lange sitzen bleibe und wir danach noch etwas spazieren gehen, nur damit ich allen, vor allem aber meinen Eltern, die die ganze Schei ... ja mitgemacht haben, zeigen kann: «Schaut, ich kotze nicht alles wieder raus«. Ich glaube, viele von den Dingen, die ich mir zu der Zeit aus der Not heraus angewöhnt habe, brauchen noch Jahrzehnte, bis sie ganz verschwunden sind. Auch heute noch bin ich völlig unspontan, ich kriege vor jedem Essengehen Panik, zähle Kalorien oder frage mich, wie viel mich dieses Essen jetzt wieder »kostet«.

Ja, so hab ich mich das immer gefragt und mache es auch heute noch: »Wie viele Kalorien kostet mich das Essen jetzt?«

Schon eigenartig, was man sich so angewöhnt.

In dieser Zeit verlor ich auch immer mehr den Halt. Ich war jetzt allein in meiner Wohnung, die Geschichte mit

Thomas zehrte an meinen Kräften, weil sie keinen Bestand hatte und ich wusste einfach nicht, was ich mit mir anfangen sollte. Studieren in Kiel schaffte ich nicht, obwohl ich mich heute noch wundere, wie ich wirklich die Kraft aufgebracht habe, da zweimal alleine (und dann noch mal mit einem Kumpel) hinzufahren.

Beim ersten Mal bin ich mit dem Zug gefahren, bin am Abend dort angekommen, habe mir so ein billiges Hotelzimmer genommen und da saß ich dann. Und dann habe ich gefressen, bis mir klar wurde, dass es nur Gemeinschaftstoiletten gab. Nicht gut! Für einen Süchtigen ist es einfach wirklich schwer, sich frei und unbeschwert durchs Leben zu bewegen. Ständig musste ich vorausschauen, planen, damit ich nicht plötzlich in eine Situation geriet, wo ich mich nicht meiner Sucht hätte hingeben können. Und dann bin ich am nächsten Tag alleine zu der Uni, habe mich dort umgeschaut und ich fühlte mich gut, stark, weil ich es doch bis dahin so gut geschafft hatte.

Aber irgendwann hat mich die Einsamkeit gepackt. Mir wurde klar, dass ich das nie im Leben schaffen würde. Alles zu Hause aufgeben und völlig neu anfangen? Klar sah ich darin auch eine Chance, vielleicht mein Leben wieder in den Griff zu kriegen – so hatte ich mir das zu Hause jedenfalls eingeredet – aber hier vor Ort wurde mir klar, dass ich das niemals schaffen würde. Also habe ich mich wieder in den Zug gesetzt und bin nach Hause. Das war beim ersten Mal, im folgenden Jahr lief es nicht viel besser.

Ich habe also schon immer weitergekämpft. Ich wollte mich nicht einfach so meiner Kotzerei ergeben, es gab immer wieder Tage, an denen ich versucht habe, dagegen anzukämpfen. Vor allem nach einem Fressanfall, dieses typische Versprechen: »Morgen höre ich auf!«. Aber ich erinnerte mich auch immer wieder an Dinge aus der Klinik, die ich gelernt und damals auch erfolgreich angewendet habe. Aber es fühlte sich immer wie ein Kampf gegen Windmühlen an.

Und es war schrecklich, sich selber so zu erleben!!! Ich kannte mich von früher, zielstrebig, ehrgeizig, erfolgreich, selbstbewusst ... und jetzt? Jeden Tag verarschte ich mich selbst, stand mit dem Vorsatz auf »Heute schaffe ich das, heute geh ich nach der Arbeit im Laden nicht gleich einkaufen, ich geh in die Stadt, treff mich mit Freunden, heute kotze ich nicht und ich schmeiß Thomas aus meinem Leben. Ich such mir eine Arbeit, die mir gefällt« ... Und dann war Nachmittag und der Hunger kam (weil ich ja nach wie vor nichts gegessen habe, außer beim Anfall, ich hungerte also den ganzen Tag) und mit dem Hunger auch die grenzenlose Gier nach Essen, der Trieb, der mich nicht mehr denken ließ, außer: »Was stopf´ ich heute in mich rein, wann kann ich endlich nach Hause, hoffentlich hat die Straßenbahn keine Verspätung, hoffentlich seh´ ich niemanden, der mich aufhält, hoffentlich gibt es meine

Brötchen und meinen Käse, bitte lass´ mich schnell nach Hause ...«

Und dann schaute ich nach dem Kotzen in den Spiegel und ich wusste wieder einmal, ich hatte versagt. Vor mir selber! Dann kommen die Ausreden, naja, war ja heute auch ein stressiger Tag, Thomas hat nicht angerufen, die Kunden waren unfreundlich, das Wetter ist schlecht, usw. usw.

Ich habe mich so mies gefühlt, schuldig, als völlige Versagerin. Und habe dann gleich weitergefressen, was noch übrig geblieben ist, um auch noch den Rest Frust aus mir herauszukotzen. Meistens war ich danach erschöpft genug, um endlich zu schlafen, um am nächsten Morgen wieder aufzuwachen mit denselben Vorsätzen, die ja doch nur wieder unmöglich umzusetzen waren für mich.

Mit diesem Selbsthass fertig zu werden, ist verdammt schwer. Ich wusste ja, dass ich echt am Ende war, ich konnte mir aber einfach nicht vorstellen, wie ich das hinkriegen sollte. Und es befriedigte mich zu sehr, gab mir trotz allem so viel Halt im Leben, dass ich niemals bereit gewesen wäre, mir helfen zu lassen. Also verarschte ich mich weiter, fraß und kotzte, um meinen Selbsthass und die Stimmen in mir zu übertönen und meine beginnende Depression wegzudrücken.

Aber der Kreislauf führte unweigerlich nach unten. Selbst ein toller Abend mit Thomas war von mehr Frust als Freude begleitet, weil danach das Warten wieder losging und Warten lässt sich super mit Fressen und Kotzen aushalten.

Die Spirale ging immer weiter nach unten, ich schaffte es zwar irgendwie, die Fassade nach außen hin aufrecht zu halten, aber im Nachhinein glaube ich, jeder, der mich kannte, wusste, was los war. Aber es nutzte ja nichts, ich wollte mir nicht helfen lassen. Die Vorstellung, nicht mehr mit Essen meine Sorgen bewältigen zu können, verursachte bei mir die reinste Panik. Ich konnte es mir einfach nicht mehr vorstellen, einen Tag »ohne« zu verbringen. Und dafür nahm ich alles in Kauf. Die zunehmende Vereinsamung, weil ich einerseits nicht mehr weggehen wollte oder es kräftemäßig nicht schaffte, andererseits auch kaum noch jemand mit mir was machen wollte, weil ich ja immer ab einer bestimmten Zeit unruhig wurde und nach Hause ging. Oder eben einfach alles absagte, weil Thomas sich gemeldet hatte, oder ich die Idee hatte, er könnte sich melden.

Ich war nicht mehr gesellschaftsfähig, vor allem hatte ich aber auch nicht mehr die Kraft dazu. Lächeln für Andere, die Maske aufrecht halten, das war so anstrengend und wurde immer schwieriger. Eine Zeitlang habe ich mich in Arbeit gestürzt, weil ich dachte, wenn ich mich anderweitig auspowerte, würde es besser werden oder wenn ich mich mit Arbeit ablenken würde, könnte ich wieder Fuß fassen.

Also habe ich angefangen, bei einem Mexikaner am Abend zu kellnern. Extra dort, weil mir Mexikanisch wirklich nicht schmeckt, dafür kannte ich mich mit dem Essen aber auch nicht aus. Ich hatte keine Ahnung, was die Gäste da eigentlich bestellten. Aber es ging relativ gut und ich hatte wenigstens am Abend etwas zu tun. Mein Plan, damit einige Fressanfälle abzuwenden, weil ich eben nicht mehr nur zu Hause sitzen würde, ging halbwegs auf. Aber lange ging auch das nicht gut.

Für mich war das Heimkommen immer mit einem Fressanfall verbunden. So hatte ich dann vielleicht den Abend über keinen Anfall, aber wenn ich nachts um eins dann endlich fertig war mit der Arbeit, fuhr ich danach zur Tankstelle, besorgte mir frische Croissants und fuhr völlig ausgehungert, meistens schon mit dem Hörnchen im Mund, nach Hause. An diesen Tagen schlief ich erst um drei Uhr nachts, je nachdem, wie lange das Kotzen dauerte. Ich war zwar schön müde, ausgepowert, aber das ewige Hungern bis nachts um eins, um dann endlich, endlich etwas zu essen, dann am nächsten Tag wieder in den Laden, das war dann doch zu viel. Zwei Monate habe ich das ausgehalten, dann packte ich diese Doppelschicht nicht mehr.

Wieder eine Idee, um rauszukommen, wieder gescheitert. Von außen gesehen konnte das ja auch nicht gutgehen. Den ganzen Tag nichts essen, ständig unterwegs, um bloß nicht in einen Zustand der Langeweile oder des Ausruhens zu kommen, nachts um halb zwei fressen und kotzen, dann wieder raus ... Auch wenn ich das mit dem Kellnern nur am Wochenende gemacht habe, es war zu viel. Aber für mich gab es nur diese zwei Möglichkeiten: Gar nichts tun, den ganzen Tag rumhängen, sich selber bemitleiden und völlig im Loch feststecken oder mich hoffnungslos anzutreiben, volle Power. Das Ergebnis war das gleiche: Ich packte es nicht.

Und so fiel ich schon in der Zeit vor Weihnachten immer tiefer in Depressionen, ich sah einfach keinen Ausweg mehr.

Der Abschuss kam dann an Silvester 2000, das Fest für Alles schlechthin! Jeder freute sich, jeder plante diese Jahrtausendwende. Und ich? Ich war mir sicher, Thomas würde mich, egal wohin, mitnehmen. Ich wollte nur mit ihm, sonst mit keinem feiern. Aber von meinen Freunden waren auch nicht mehr viele da. Und depressiv wie ich war, hatte ich ja auch auf nichts Lust. Und so kam es, wie es kommen musste, wie man so schön sagt: Es war Silvester und ich war alleine. Kein Thomas und bis ich endlich akzeptiert hatte, dass er auch nicht mehr anrufen würde, war es auch schon zu spät für alle anderen Feten. Ja, ich habe Silvester

1999/2000 fressend und kotzend und alleine in meiner Wohnung verbracht. Und um halb zwölf, kurz vor dem neuen Jahr, habe ich vor lauter Frust das Licht ausgemacht und habe geschlafen. Irgendwie habe ich gehofft, dass durch die Jahrtausendwende tatsächlich die Welt untergeht, ich hätte es mir an diesem Abend gewünscht!

10.01.2000

Ich kann nicht mehr, ich bin so allein und jeden Nachmittag heul' ich vor mich hin. Es gibt keinen Ausweg mehr, ich schau' mir Broschüren vom Arbeitsamt durch, aber das ist alles nix für mich. Thomas meldet sich nicht, okay, zum Geburtstag hat er mir gratuliert, aber das ist jetzt auch schon wieder ewig her, ich hab' keinen Bock mehr. Ich hab' heute etwas über Depressionen gelesen, ich glaube, ich steck' da grad voll drin! Ich schaff 's kaum noch aufzustehen, für was auch???

Ich mag nicht mehr, aber ich weiß net, wie ich mich umbringen soll. Badewanne und Pulsadern aufschneiden sagt man so, aber dazu hab' ich nicht den Mut. Ich habe aber auch keine Pillen, außer ein paar Schlaftabletten, aber das taugt nichts. In der Apotheke krieg' ich nur das harmlose Zeug. Ich bin sogar zu doof, um mich umzubringen ...

Später ...

Wow, ich hatte vorhin echt meinen Tiefpunkt. Ich hab´ mir eine Badewanne eingelassen, alle Tabletten, die ich hatte, bereitgelegt und eine Flasche Wodka zum Runterspülen hatte ich auch noch mit im Bad. Dann hab´ ich mich ins Wasser gelegt und hab´ geflennt wie schon lange nicht mehr. Ich war so tief unten, weil alles einfach so scheiße läuft, weil ich so schrecklich fertig wegen Thomas bin, weil ich das mit der Esserei nicht in den Griff kriege, keine Arbeit finde, alle nur enttäusche. Weil es für mich hier einfach keinen Platz gibt und ich auch keinen Ausweg mehr sehe. Ich war so verzweifelt und hab´ die ganze Zeit meinen Rasierer angeschaut und meine Adern am Handgelenk. Ich war echt völlig weggetreten, wie in so einem Tunnel: Erst die Verzweiflung, das totale Elend, dann irgendwann war ich völlig ruhig, total weg und hab´ mir nur noch überlegt, wo ich denn schneiden muss, damit ich dann auch wirklich tot bin.

Voll krass, vielleicht so zwei Minuten. Dann hab´ ich mir vorgestellt, wie schlimm das für meine Mum und Dad wäre, aber das war noch nicht das Entscheidende! Ich hab´ mich nicht umgebracht, weil ich dann definitiv Thomas nie mehr wiedersehen würde!

Ist das nicht verrückt? Wie bescheuert kann ich denn bitte noch sein? Ich bin am Ende wegen ihm, aber umbringen will ich mich nicht, weil es ja sein könnte, dass er vielleicht doch irgendwann einmal wieder anruft??? Mann, bin ich fertig! Aber egal, jetzt verdanke ich meiner Hörigkeit zu Thomas also mein Leben.

Ich habe immer noch keine Ahnung, wie es jetzt weitergehen soll, es hat sich nichts geändert - aber ich bin noch hier, also gibt es einen Teil von mir, der noch Hoffnung hat. Auch wenn es die Hoffnung auf etwas ist, was mich definitiv fertig macht!

02.02.2000

Leute, das ist so peinlich! Ich war zwei Tage im Krankenhaus, weil ich umgekippt bin. Aber von vorne:

Thomas hatte sich noch mal gemeldet, ich war bei ihm, es war für mich wie immer ein Kick. Aber dann hab´ ich angefangen ihm zu sagen, dass ich mich in ihn verliebt habe. Ich weiß, das war dumm, ich wusste ja, dass er so etwas nicht will, aber es ist so aus mir rausgeplatzt. Er meinte, das wäre doch schön!!! Also, dass ich verknallt in ihn bin! Wow, was für ein Arsch!

Ich hab´ die ganze Nacht neben ihm wachgelegen und hab´ mich so mies und benutzt gefühlt. Dann hatte ich eine Idee. Ich bin losgefahren, in den Beate Uhse Laden, weil ich ihm eine Gummipuppe kaufen wollte. Die wollte ich ihm schenken mit einem Brief, wo ich reingeschrieben hätte, dass ich mich so fühle und dass er in Zukunft ja genauso gut mit der Puppe seinen Spaß haben könne, die würde wenigstens nicht auch noch reden wollen. Ich fand die Idee gut und irgendwie auch witzig. Also steh´ ich da so in dem Laden, hab´ eine dieser Puppen in der Hand und dann: zack – weiß ich nichts mehr, Blackout, ich bin umgekippt. Warum, weiß ich nicht,

vielleicht doch ein bisschen zu wenig Essen und zu viel Ge-
fühlschaos?!

Als ich wieder zu mir gekommen bin, hab´ ich so halb mitbe-
kommen, wie ich in dem Sex-Shop auf dem Boden liege und
mich zwei Sanitäter auf eine Liege heben, dann in den Kran-
kenwagen schieben.

Oh mein Gott!!! Das ist das Peinlichste, was mir je passiert
ist! Umgekippt in einem Sex-Shop, geht´s noch?

Naja, dann war ich zwei Tage im Krankenhaus, ich hab´ mir
ziemlich böse auf die Zunge gebissen, sonst war eigentlich
alles okay. Aber die haben mich halt durchgecheckt wegen
Epilepsie oder so, ist aber alles okay. Das Schlimmste war,
dass ich nicht fressen und kotzen konnte. Also schon, aber
halt nicht so richtig, teilweise hab´ ich im Bad Wasser ge-
trunken und das gekotzt, nur um den Druck loszuwerden.

Meinen Plan hab´ ich dann jedenfalls verworfen, war viel-
leicht doch keine so gute Idee. Mir ist die Lust auf Beate
Uhse erst mal vergangen.

Auch wenn ich ab und zu noch gute Tage hatte, ich war
einfach am Ende, das wusste ich ganz genau. Irgendwann im Februar habe ich mich dann tatsächlich dazu
durchringen können, mich selber wieder in die Klinik
einzuweisen. Meine Verzweiflung, meine Todessehn-
sucht und das ständige Weinen, die Kraftlosigkeit, diese fehlende Energie haben mich dann irgendwann ein-

sehen lassen, dass ich Hilfe brauchte. Klar hatte ich riesige Angst davor, mich nochmal auf eine Therapie einzulassen, aber irgendwie war da auch die Hoffnung, dass es doch noch einen Ausweg gibt. Und beim ersten Mal hatte es mir ja auch geholfen.

Ich bin irgendwann einfach wieder hingefahren und habe mit dem Klinikchef gesprochen. Ich weiß noch, wie ich Angst hatte, dass die mich nicht nehmen würden, weil ich ja nicht offensichtlich krank war. Beim ersten Mal war ich ja augenscheinlich zu dünn, diesmal sah ich ganz normal aus ... Aber die Sorgen waren völlig unbegründet, ich habe innerhalb von zwei Wochen einen Platz dort bekommen, Dank auch an meine Krankenkasse! Ich war wohl doch fertig genug, um schnell eingewiesen zu werden.

Meine Eltern waren, glaube ich, etwas überrascht, weil sie von all dem kaum etwas mitbekommen hatten. Und wie immer stellte ich sie vor vollendete Tatsachen. Aber mir war das egal, ich konnte gerade noch für mich sorgen, für mehr hatte ich nicht mehr die Kraft. Und das Wissen, dass ich jetzt Hilfe bekam, war zu dem Zeitpunkt, als ich mich erstmal dazu entschieden hatte, tatsächlich eine Art Befreiung für mich. Jetzt würde alles gut werden, dachte ich.

Und so begann das neue Jahrtausend für mich mehr oder weniger wieder in der psychosomatischen Klinik.

Für gesunde Menschen mag das komisch klingen, aber wenn ich so darüber nachdenke, war ich zwar nach außen hin echt mutig, das Ganze noch mal anzugehen und mir Hilfe zu suchen. Aber es gab auch viele Momente und die gibt es auch heute noch, wo ich etwas härter zu mir bin und mir denke, dass der Gang in die Klinik letztendlich für mich der einfachere Weg war. Ich war zu feige, mein Leben in die Hand zu nehmen und anstatt arbeiten zu gehen oder etwas aus mir zu machen, habe ich mich lieber für weitere Monate versteckt und vor wichtigen Entscheidungen in meinem Leben gedrückt. Aber was soll 's, ich habe diesen Umweg wohl gebraucht und es war immer noch besser, als einfach so weiter zu machen wie bis dahin.

Teil 4: Wieder in der Klinik

Ob es so gut war, wieder in die gleiche Klinik zu gehen, kann ich nicht sagen, es gab vieles, was dafür gesprochen hatte. Da ich mich hier auskannte, jeden Raum schon kannte und auch wusste, wie hier in etwa der Ablauf sein würde, schaffte ich es wahrscheinlich überhaupt erst, mich nochmals in die Hände der Therapeuten zu begeben. Aber das Konzept der Klinik war ein anderes geworden. Als ich das erste Mal wegen Magersucht hier gewesen war, waren die Regeln sehr viel strenger. Damals hieß die Devise: Nehmt den Süchtigen die Suchtmittel weg, dann kommt das zum Vorschein, was dahinter steckt. Wenn eine Magersüchtige ihre Emotionen nicht mehr durch Hungern ausmerzen kann, sie nichts mehr spürt, weil der Hunger alles andere übertönt.

Wenn der Esssüchtige keine Mengen an Süßigkeiten oder Essen bekommt, mit dem er seine Sorgen in sich reinfuttern kann, wenn eine Bulimikerin nicht mehr kotzen kann, um sich selber nicht mehr wahrnehmen zu müssen, dann kommen die echten Gefühle, die Enttäuschung, der Schmerz, die Wut, die Unsicherheiten, die Ängste und alles andere, was da im Verborgenen schlummert, an die Oberfläche und dann kann ein Therapeut zusammen mit dem Patienten daran arbeiten.

Diesmal war es anders, das Team hatte wohl gewechselt, vielleicht war aber auch gerade ein anderer Behandlungsweg in Mode, keine Ahnung. Diesmal jedenfalls lautete das Konzept grob gesagt so:

Lasst den Süchtigen ihre Suchtmittel und arbeitet erst mit ihnen, dann kommt der Erfolg von ganz allein. Das heißt, wir Bulimiker durften, wenn auch einigermaßen heimlich, weiter fressen und kotzen, weil die Theorie war, dass wir damit aufhören würden, wenn die Therapie Erfolg zeigte. Vielleicht war das der sanftere Weg und ich kann jetzt, fünfzehn Jahre später, bestätigen, dass es tatsächlich so ist, dass das Suchtmittel zur Nebensache wird, wenn man anfängt, andere Wege im Leben einzuschlagen, wenn man nach und nach das Essen oder Nicht-Essen mit Dingen ersetzt, die einem gefallen, die einem gut tun, die einen auf andere Weise beschäftigen. Je mehr ich zu mir gekommen bin, desto weniger habe ich meine Sucht gebraucht.

Es hätte, glaube ich, damals auch nicht funktioniert. Die ersten Tage war ich zu zweit mit einem anderen Mädchen im Zimmer. Wir haben uns super verstanden und wir waren hochmotiviert. Drei Tage habe ich durchgehalten, habe mich, weil ich mal wieder allen alles recht machen wollte, brav an alles gehalten, aber mehr ging nicht. Meine Fressgier war zu stark, mein Wille vielleicht einfach zu schwach. Jedenfalls hätte ich alles abgebrochen, wenn ich nicht ab und zu mal hätte fressen und kotzen dürfen. Für die Therapeuten war es okay, wir sollten nur offen darüber reden, in unseren Gruppen oder im Einzelgespräch. So lange wir ehrlich und offen darüber redeten, meinten sie, wäre es auf jeden Fall ein Fortschritt. Das erste Ziel war also, rauszukommen aus der Heimlichkeit, offen zu sich und seinen Fehlern und Süchten zu stehen und aufzuhören, sich ständig schuldig und schlecht zu fühlen, weil das der Einstieg zum nächsten Rückfall ist.

Dieser Ansatz war anders, ansonsten war vieles gleichgeblieben: die Therapiesitzungen mit den Gruppen, Musiktherapie, Gestaltungstherapie, Autogenes Training, Vollversammlung und Patientenforum. All das war mir bekannt, sogar einige Schwestern und der Pfleger Paul waren noch da. Erst hatte ich mich geschämt, zugeben zu müssen, dass ich es eben nicht geschafft hatte, aber alle waren so liebevoll und hatten so viel Verständnis, dass ich mir vorkam, als wäre ich zurück bei meiner Familie.

So verliefen die ersten Wochen gut, mit Rückschlägen und neuen Erkenntnissen, allerdings ging es lange nicht mehr so stark darum, warum alles so gekommen war, sondern viel mehr darum, wie ich hier und heute mit meinem Leben wieder klarkommen würde.

Vielleicht war es aber auch anders, weil ich nicht die ersten vier Wochen in Klausur verbringen musste. Damals hatte ich so viel Zeit zum Schreiben und Nachdenken gehabt, diesmal waren die Tage voll verplant mit Sitzung und Aktivitäten, da kam ich nicht so sehr dazu, über mich und mein Leben zu grübeln. Vielmehr ging es für mich darum, was jeden Tag so an Gefühlen da war aufzuarbeiten. Und die Gemeinschaft bot alle Arten von Konflikten, die man im realen Leben auch geboten bekam! Streit, Eifersucht, Liebe, Wut, Lästereien, Neid, alles war da und konnte im Gegensatz zu draußen, wo man kaum Chancen bekam, sich dagegen zu wehren, hier gleich vor Ort bearbeitet werden.

Ich hatte dann doch einige Probleme mit meiner Mitbewohnerin, weil sie noch nicht mal den Versuch startete, mit dem Kotzen aufzuhören, was es für mich super schwer machte, bei mir zu bleiben und nicht einfach wieder mitzumachen. Also habe ich in meiner Gruppe darüber geredet und wir haben versucht, damit zu arbeiten. Dieses Thema wurde dann sozusagen ausgeweitet auf meine fehlende Fähigkeit, für mich zu sorgen, weil ich mich auch hier solchen Dingen viel zu lange schweigend und still leidend ausgesetzt hatte, anstatt etwas zu unternehmen.

Meine Unfähigkeit, Menschen anzusprechen und sie auf Fehlverhalten aufmerksam zu machen aus lauter Angst, dann nicht mehr gemocht zu werden, war lange

Thema bei uns. So vielen ging es ähnlich. Oder auch, wie man damit umgeht, wenn ein Anderer schlecht über dich redet? Da muss man erst mal nachfühlen, wie weh das eigentlich tut, dann sollte man das Ganze auch aussprechen und den Anderen auch ruhig damit konfrontieren. Nicht alles einfach runterschlucken ... Denn irgendwann ist der Gefühlsmülleimer dann so voll, dass man ihn wieder mit Kotzen leeren will!

So konnten wir, die wir alle so unterschiedlich waren und doch in einem gleich, nämlich unfähig, unser Leben zu leben, uns gegenseitig helfen, vorwärts zu kommen auf dem Weg raus aus der Sucht.

Ich habe wieder gelernt, dass man statt Essen auch mal rausgehen kann und wie wunderbar ein Spaziergang sein kann. Dass eine Umarmung gut tut, dass ich sie zulassen darf und vor allem, dass ich ein liebenswertes Wesen bin, nicht nur, wenn ich die Beine breit mache.
Dass meine Ideen zum Leben nicht falsch, sondern nur anders sind, dass ich nicht funktionieren muss, um geliebt zu werden.

Das alles hört sich selbstverständlich an, aber uns in der Klinik waren diese Dinge so fremd. Erwachsene Männer, die sich bei mir im Arm ausgeweint haben, weil sie zum ersten Mal losgelassen haben und auch mal Schwäche zeigen konnten, junge Mädchen die wieder lachen konnten, weil die Schuld und der Ärger, den sie draußen jedem bereitet hatten, endlich von ihnen abgefallen ist. Hier in unserer geschützten Zone konnten wir alle mal wieder loslassen und zu uns selber finden.

Aber ich habe mir in dieser Zeit auch viel Schlechtes abgeschaut und Dinge gesehen, die ich nur schwer verarbeitet habe. Anfangs war ich erstmal nur dankbar, wieder in dem Schutz der Gemeinschaft und der Klinik geborgen zu sein, aber es drückte dann doch nach und nach mein Innerstes durch. Oder besser gesagt, die Probleme, die nur mich betrafen und weswegen ich überhaupt wieder hier war, kamen hoch.

18.04.2000

Ich vermisse Thomas so schrecklich. Seit ich hier bin, hat er sich noch nicht einmal gemeldet. Ich erzähl´ hier viel von ihm und es hilft, sich all die komischen und verwirrenden Seiten an dieser kranken Beziehung anzuschauen, aber wenn ich die Wahl hätte, würde ich noch heute zu ihm fahren, egal, was alle hier sagen. Wie lange wird es dauern, bis ich über ihn hinweg bin?

Ich bin jetzt in einem anderen Zimmer, mit Emma. Sie ist 14 und total süß, noch so klein. Und so schlimmen Zwängen ausgeliefert. Jeden Abend muss sie erst fünf Fussel vom Boden aufheben, dann alle Schuhe gerade stellen, sich dreimal hinsetzen und wieder aufstehen, die Decke gerade ziehen, um dann endlich sich ins Bett legen zu können. Und das ist noch wenig, hat sie mir erzählt. Früher musste sie auf dem

Weg zur Schule dreimal um eine bestimmte Laterne herumlaufen, zehn Grashalme pflücken und noch so einiges mehr. Da ist mein zwanghaftes Zählen bis sieben ja harmlos dagegen. Außerdem schneidet sie sich recht gerne und häufig, das ist hier bei vielen der Fall. Ich muss gestehen, dass ich das auch einmal ausprobieren möchte. Irgendwie treibt es mich gerade dazu, mir alles Schlechte und Kranke anzueignen, anstatt endlich in Richtung gesund zu gehen.

Es gibt hier acht Bulimikerinnen, aber wir sind vier Freundinnen, die sich gut verstehen. Seit letzter Woche gehen wir nach unseren Gruppen auch zusammen einkaufen. Das ist so komisch, wenn man gemeinsam für einen Fressanfall einkaufen geht. Früher immer heimlich, damit keiner was merkt und jetzt gehen wir teilweise zu viert in den Aldi und beraten uns, was denn am besten zu Kotzen geht, was jedem von uns am besten schmeckt oder, weil wir alle nicht so super viel Geld haben, was am billigsten ist und trotzdem den vollen Erfolg bringt. Zum Beispiel Marmelade, die hab´ ich früher nicht gegessen, aber sie ist billig und reicht für viele Brötchen, verdirbt auch nicht so schnell. Oder abgepackter Kuchen, füllt den Magen gut auf, kostet auch nicht die Welt und lässt sich auch später noch essen, im Vergleich zu Brötchen, die doch schnell hart werden.

Es ist total verrückt, aber irgendwie ist es auch so super befreiend, wenn man so offen mit Gleichgesinnten darüber reden kann. Und dann sitzen wir zu zweit und manchmal auch mehr in unserem Zimmer (die anderen Zwei sind jeweils mit nicht Essgestörten auf dem Zimmer, deshalb kommen sie zu uns) und essen, jede auf ihre Art und nach ihrer Reihenfolge, unsere Einkäufe. Eigentlich ist das Ganze nicht komisch, eher schrecklich, aber heute zum Beispiel mussten wir so lachen!

Da sitzen wir zu dritt auf unseren Betten, ich hab´ gelesen, Emma hat gerätselt, Miriam, weiß gar net, glaub´ sie hat auch gelesen. Und dann fängt Emma an und meint, sie wäre jetzt so weit, ob sie als erste ins Bad kann. Ich war noch nicht fertig, Miri auch nicht, also konnte sie als erste. Und dann war Miri fertig, Emma aber noch nicht aus dem Bad draußen. Eigentlich der Horror für eine Buli, die Kotzen will. Aber ich musste plötzlich so lachen, weil sie so zappelnd vor der Tür stand, so goldig verzweifelt dagegen geklopft hat, damit Emma schneller macht. Und Emma dann: »Gleich, noch einmal, dann bin ich fertig« und dann das Kotzgeräusch ... Dann der Schlüssel, der sich rumdreht und Emma steht völlig fertig, aber glücklich und erleichtert vor uns, während Miri ins Klo stürmt. Da konnt´ ich nicht mehr, trotz vollem Bauch musste ich so lachen! Ich glaube, davon erzähl´ ich irgendwann mal meinen Kindern, falls ich hier jemals rauskomme!!!

Muss jetzt los, Abendessen, bis später!

22.04.2000

So, jetzt hab´ ich mal wieder Zeit zum Schreiben. Ist grad wieder so einiges los hier. Neid, Eifersucht, Miri ist stinkig auf sich und auf mich, weil ich nicht so dick bin wie sie. Da *hab´ ich gemeint, selber schuld, wenn man zu blöd zum Kotzen ist. Ja, so langsam kommt auch mal mein Teufel raus. Ich kann nicht immer nur lieb und nett sein. Mir geht´s auch nicht so toll und ich bin es leid, immer nur für Andere da zu sein.*

Thomas kam in der Gruppe mit einem Buch über Borderline an und ist jetzt völlig überzeugt, dass er das ist. Ich leih´ mir das mal aus, irgendwie klingt da vieles nach mir. Mann, es ist echt schlimm, irgendwie schau´ ich mir nur Blödsinn ab.

Vor drei Tagen hab´ ich mich auch geritzt und, scheiße, es war richtig gut! Wenn das Blut dann so in dicken Tropfen den Arm runterfließt ... Und der Schmerz in mir tatsächlich aufhört, weil ich mich voll und ganz auf die Schnitte konzentriere und den Schmerz, der dort gerade entsteht. Das ist real, nicht so verwirrend wie meine innere Qual, mein Elend wegen nichts!

Aber ich hab´ noch eine bessere Methode gefunden, um mich abzureagieren. Ich weiß nicht, wo diese ganze Wut herkommt und das macht mir wahnsinnige Angst. Lachen, Weinen, Freude, Leid, Schmerz, Melancholie, alles das kenn´ ich und kann es auch zulassen. Aber Wut? Aggression? Ich doch nicht! Jedes Mal merk´ ich, wie ich dann lieber das Weinen anfange, wie ich statt wütend zu sein, weil mich etwas ärgert, mir die Wut abspreche und in Opferhaltung gehe. Aber in letzter Zeit drückt diese Aggression durch. Und als ich gestern durch den Park gelaufen bin, da war ich wieder so wütend auf mich, auf Miri, auf mein Scheiß-

Leben, vor allem aber, dass ich hier drinnen bin, nicht wei-
terkomme, voll versage ... Da hab´ ich mit voller Kraft meinen Arm, also da am Handgelenk, gegen einen Baum geschlagen. Das tut mal ordentlich weh, ich hab´ dann noch
dreimal weitergeprügelt und dann noch gegen eine Häuser-
wand, was noch besser kommt. Ich hab´ diesen Schmerz so
gebraucht, um dann zu sehen, wie die Hand, das Handgelenk und der Unterarm blau werden und dick, das tat gut!
Als hätte ich das verdient! Ganz eigenartig. Aber die Wut
war weg.

Jetzt habe ich noch mehr Angst vor meiner Wut, weil sie so
mächtig ist, so heftig, so unkontrollierbar. Was ist, wenn ich
noch mehr solcher Anfälle habe? Was tu´ ich mir beim
nächsten Mal an? Trotzdem bin ich erst am Abend zu den
Schwestern gegangen und habe darüber geredet. Viel helfen
konnten sie mir auch nicht, aber gut, ich habe zumindest
darüber geredet. Das ist eine Seite an mir, die ich gar nicht
mag. Ich will nicht böse und aggressiv sein. Das nette, kleine, magersüchtige Mädchen war mir lieber!!! Was kommt da
noch alles hoch?

10.05.2000

Fast zehn Tage habe ich es jetzt geschafft, nicht zu fressen
und zu kotzen. Ist nicht so einfach, wenn Emma neben mir
futtert, aber es geht, ich fühl´ mich mittlerweile gut, wenn
ich es nicht brauche und helfe ihr dann, aufzuräumen oder
nehm´ sie in den Arm, wenn es ihr schlecht geht.

Meine Eltern waren da an Ostern, wir haben einen Spazier-
gang gemacht, es war schön, aber verspannt, weil sie immer
mehr den Bezug zu mir verlieren und ich nicht mehr das
liebe Mädchen bin, das sich schuldig und schlecht fühlt. Ich
sage mehr, was ich denke und das ist, glaub' ich, nicht im-
mer leicht zu ertragen. Aber ich muss es üben, ich muss
endlich lernen, für mich zu sprechen und auch mal Ecken
und Kanten zu zeigen. Es tut mir ja auch schrecklich leid,
aber diese Opferhaltung bringt mich nicht weiter. Ich muss
zu mir stehen, auch zu meinen Fehlern.

Ansonsten passiert nicht viel, das Übliche und es nervt to-
tal, dass der Therapeut, mit dem ich über meine berufliche
Zukunft sprechen will, ständig keine Zeit hat.

Ach so, ja, wir haben einen neuen Therapeuten für unsere
Gruppe. Bis jetzt war keiner so richtig zuständig, weil sie
wohl niemanden gefunden haben, aber jetzt ist einer da,
Herr Ludwig. Ach Gott, ist der süß! Frisch von der Uni, mit
langen Haaren zum Pferdeschwanz gebunden und mit
»süß« meine ich goldig, also nicht sexy oder gutaussehend.
Der ist so naiv, mit all seinem Uni-Wissen ausgestattet, hat
aber keine Ahnung von dem, was hier abgeht. Keine Ah-
nung, ob das gut geht, wir sind ein Haufen echt harter Bro-
cken. Ich hab 's sogar geschafft, dass ich eineinhalb Stunden
Einzelgespräch bei ihm hatte!!! Ja, ich kann ein Biest sein,
aber es war so goldig, wie er immer wieder meinte, eigentlich
wäre ja jetzt Schluss, aber naja, es würde ihn schon sehr
interessieren, was ich da so erlebt habe. Als ich dann mit

meinen Männergeschichten angefangen habe, hat er die Zeit komplett vergessen. Normal ist eine halbe Stunde!

Ich fand ´s lustig und Miri hat es dann auch versucht, war aber nach einer Stunde wieder draußen. Es ist ja mal lustig, aber ehrlich gesagt habe ich Angst, dass er mich nicht im Griff hat. Es hilft mir nicht weiter, wenn mein Therapeut sich von mir auf der Nase herumtanzen lässt.

Aber gut getan hat es trotzdem, mal wieder eine Wirkung bei einem Mann zu erzeugen. Am Ende therapier ich ihn ...

25.05.2000

Es geht mir immer beschissener und Herr Ludwig kommt natürlich nicht mit. Es nervt total, wenn man seinem eigenen Therapeut erst mal seine Arbeit erklären muss. Zum Beispiel, dass wir Süchtigen eben Grenzen brauchen wie kleine Kinder und dass es nicht gut ist, wenn man uns aus Mitleid alles machen lässt. Und es ist kacke, wenn er erst mal allgemein darüber aufgeklärt werden muss, warum ich mich schneide, warum überhaupt sich jemand ritzt, anstatt einfach gleich aufgefangen zu werden. Ich hab mir vor ein paar Tagen das Gesicht zerschnitten, weil ich an Thomas und an alle anderen Männer denken musste, die mich nur wollten, weil ich nett ausschaue. Und dass sich keiner je die Mühe gemacht hat, mich kennenzulernen. Da kam mir die Idee, wenn ich hässlich wäre, würde das nicht passieren, und wenn ich zum Beispiel lange Narben im Gesicht hätte, dann würden alle gleich sehen, dass ich Probleme hätte, und nur

Männer, die mich auch wirklich mögen wegen mir und nicht wegen meines Körpers, würden dann mit mir ausgehen wollen.

Ja, scheiß Idee, aber so hab ich halt gedacht, nachts um vier in meinem Zimmer. Dann bin ich ins Bad und hab angefangen, mir im Gesicht rumzuschneiden. Zum Glück bin ich irgendwann rechtzeitig wieder in die Realität zurückgekehrt und bin zur Schwester gegangen. Jetzt habe ich vier Schnitte auf der Backe, aber das wird wieder weggehen. Dann kommt der Ludwig und fragt mich, was ich da hätte, warum ich das mache und versteht es einfach nicht.

Das kotzt mich an, wenn er keine Ahnung hat, warum darf er dann hier arbeiten? Er tut mir ja auch leid, aber mir geht's immer schlechter. Ich kann jetzt nicht auch noch auf ihn Rücksicht nehmen.

Gestern hatte ich dann auf meinen persönlichen Antrag hin ein Gespräch mit dem Cheftherapeuten. Der meinte, es wäre ihm auch schon aufgefallen, dass es mir nicht gut geht. Dann hab ich ihm gesagt, dass ich mit Herrn Ludwig nicht klar komme, dass er mich nicht auffangen kann und er hat es verstanden. Dann meinte er, er könne da aber nichts machen, Herr Ludwig wäre jetzt nun mal da und ich solle mich damit eben arrangieren!! Wow, bis jetzt dachte ich immer, hier geht es um uns Patienten und darum, dass wir gut behandelt werden. Aber wenn es firmentechnisch oder finanziell nicht geht, dann lässt man uns über die Klinge springen!!! Klasse! Ich weiß nicht, was ich machen soll.

27.05.2000

Heute war Vollversammlung und ich habe ein »Von mir zu euch« gehalten. An die gesamte Therapeuten-Mannschaft. Puh, das war heftig, aber ich habe vor allen gesagt, was mich stört, dass ich echt sauer bin, wie das hier läuft und dass ich mit meinem Therapeuten nicht klarkomme, weil er einfach noch keine Erfahrung hat und mir es immer schlechter geht. Manche fanden es mutig, andere haben gar nichts gesagt, aber ich muss sagen, Herr Ludwig hat klasse reagiert. Er meinte, dass ich Recht habe, dass er wirklich noch wenig Erfahrung hat und dass er aber trotzdem gerne weiter mit mir arbeiten möchte und mich bittet, ihm eine Chance zu geben! WOW, das fand ich gut!

Vielleicht hat es ja doch was geholfen. Auf jeden Fall geht es mir deutlich besser, weil ich alles ausgesprochen habe. Vor allem bin ich seit Langem mal wieder stolz auf mich, weil ich meine Wut ausgesprochen habe und weil ich für mich einge-standen bin!!! Premiere!!!

Trotzdem war das Ganze mit Herrn Ludwig nicht gerade sehr gut für mich damals. Er hatte einfach keine Ahnung, wann er weich und verständnisvoll sein musste, wann Strenge und Grenzen gefragt waren und so rutschte ich eigentlich immer weiter ab und probierte aus, wie weit ich noch gehen konnte, so nach dem Motto: »Jetzt bin ich schon verrückt, jetzt verhalte ich mich auch so«.

Ich schnitt mich immer öfter oder schlug mir die Hand blau, dann kamen die Albträume und damit der bewusste Schlafentzug. Einmal habe ich zwei Nächte nicht geschlafen, nur um zu spüren, wie das ist, wenn man sich selber den Schlaf entzieht. Die Albträume waren schrecklich und haben mich auch noch lange nach der Klinik begleitet.

Albtraum:

Ich schlafe tief, da weckt mich das Gefühl von Bedrohung und Gefahr, ich mache die Augen auf, liege in meinem Bett, ganz still und steif, traue mich nicht, mich zu bewegen ... Es ist dunkel, nur die Schemen der Möbel und deren Umrisse sind zu sehen.

Eigentlich ist da nichts, aber ich habe eine wahnsinnige Angst. Irgendetwas wird gleich passieren, das weiß ich ... Irgendjemand ist da, ich spüre es und ich greife zum Lichtschalter, weil ich ebenfalls weiß, dass alles gut wird, wenn ich nur Licht mache. Ich taste nach dem Schalter, finde ihn, drücke drauf ... Aber das Licht geht nicht an!

Ich drücke panisch auf den Schalter, alles, was ich tun muss, um hier aus der Gefahrenzone zu kommen, ist dieses Schei ...- Licht anzukriegen. Aber es tut sich nichts. Ich kann mich nicht bewegen, ich versuche zu schreien, schreien geht. Irgendwer muss mich doch hören. Ich spüre mehr, als dass ich sehe, wie die Tür aufgeht, gleich ist er da, ich sehe einen dunklen Schatten auf mich zukommen, ganz langsam. Ich schreie noch lauter, schlage mit der Hand auf den hölzernen Bettkasten, um mit dem Poltern Hilfe zu holen. Aber es kommt keiner, und da begreife ich es: Ich schlafe, bin in einem Albtraum gefangen. Ich will aufwachen, bitte!!! Der Schatten kommt auf mich zu und wieder weiß ich, wenn das Licht angeht, dann bin ich wach, dann ist das hier zu Ende. Ein neuer Versuch, wieder der Griff zum Lichtschalter, ich bin doch wach, ich kann klar denken! Aber wieder nichts, ich drücke und drücke, das Licht bleibt aus. Also bin ich nicht wach und der Albtraum geht weiter. Ich spüre diese Gefahr, die von dem Schatten ausgeht, er wird mir was tun, ich muss hier raus, ich schreie und poltere, aber aufstehen kann ich nicht, der Rest von mir ist wie festgefroren. Ich schließe die Augen, atme noch einmal tief durch ... Und probiere wieder, das Licht anzumachen. Diesmal geht das Licht an, ich bin wach, der Albtraum ist vorbei!

Es ist schrecklich. Ich bin schweißgebadet und zittere am ganzen Körper. Dreimal vergewissere ich mich, dass ich auch wirklich wach bin, so langsam komme ich zurück in die Realität. Aber wo ist der Unterschied zu dem Gefühl im Traum? Gut, immerhin ist das Licht jetzt an und das ist mein Zeichen, dass ich wach bin. Aber ansonsten fühle ich mich genau gleich ... vielleicht schlafe ich ja immer noch? Okay, ich muss raus, zu den Schwestern, wenn das klappt, muss ich doch wach sein, oder? Ich kann jetzt jedenfalls nicht mehr schlafen, ich traue mich nicht, wer weiß, ob ich nicht gleich wieder träume? Ich bin so schrecklich müde und ziemlich durcheinander.

Ich weiß nicht, wer der Mann ist, der da im Traum zu mir kommt, aber es ist einer. Und er will mir was tun, das spüre ich.

Bei vollem Bewusstsein in einem Traum gefangen zu sein ist widerlich.

Ich will nie wieder schlafen!

Die Albträume kamen in den nächsten Tagen immer wieder, bis ich irgendwann nicht mehr geschlafen habe. Ich habe mich einfach ins Bett gelegt, gelesen oder geschlummert, aber jedes Mal, wenn der Schlaf kommen wollte, habe ich mich wachgehalten. Zwei Nächte hintereinander, in der dritten Nacht war ich völlig fertig und bin dann doch eingeschlafen. Ich weiß bis heute nicht, woher diese Träume kamen, ob es etwas ist, was tief in mir schlummert oder reine Träumerei, jedenfalls war es immer ganz real. Auch später zu Hause, und auch noch zu Anfang meiner Ehe, kam dieser Traum, immer der gleiche, immer wachte ich auf, hatte Panik und bekam das Licht nicht an. Und es war immer in dem Bett, in dem ich auch jeweils lag. Damals in der Klinik träumte ich vom Klinikbett, später in meiner eigenen Wohnung lag ich eben in dem Bett mit meinem Mann.

Ich weiß noch, wie ich oben im Schlafzimmer schlief, wie ich gegen die Bettpfosten geschlagen und geschrien habe in unserem Ehebett. Als ich wach war, meinte mein Mann, nein, ich habe völlig friedlich neben ihm geschlafen. Das war erst recht verrückt! Im Traum habe ich gestrampelt und gerufen, dass er kommen soll – in echt lag ich ganz ruhig einfach nur da. In der Klinik konnten sie mir nicht helfen, ich bin nach so einem Traum meistens zu den Schwestern vor und nach ein paar Tagen wurde es besser. Warum und wann diese Träume auftraten, weiß ich bis heute nicht. Ich habe dann versucht, mir im Traum immer zu sagen: das ist ein Traum, wenn das Licht nicht angeht und dann passiert dir auch nichts. Bleib ruhig und probier wieder das Licht anzumachen. Das half nicht viel, ich brauchte nur immer mehr Versuche, bis ich endlich aufwachte. Also ertrug ich einfach diese Angstattacken, was anderes blieb mir nicht übrig, ich konnte ja nicht die ganze Nacht aufbleiben.

Später hat mein Mann mir geraten, ich solle doch mit Neugier an die Sache herangehen, nicht mit Angst. Schließlich wollte ich doch wissen, wer da ständig in mein Zimmer kommt. Und das hat geholfen. Irgendwann war ich so neugierig, dass ich unbedingt träumen wollte, um endlich dieses Rätsel zu lösen. Da hörten die Träume auf. Ich habe also leider bis jetzt noch keine Antwort und die Träume sind so selten geworden, dass ich sie schon fast vergessen habe.

Damals in der Klinik hat mich das völlig fertig gemacht. Mir ging es ja eh schon nicht gut, jetzt kamen diese Träume dazu und der Schlafentzug. Ich lief nur

noch wie eine Marionette in der Klinik rum und spürte, dass mir keiner helfen kann, außer ich mir selber,
aber wie? Irgendwie lief alles auf den unvermeidlichen
Tiefpunkt in meinem Leben zu und ich konnte es nicht
stoppen ...

05.06.2000

Ich war gerade im Schwesternzimmer, weil ich ziemlich fer-
tig bin, da hat Paul mir gesagt, dass Anke an ihrer Mager-
sucht gestorben ist. Anke war die liebe Frau mit ihren drei
Kindern, die ich hier bei meinem ersten Klinikaufenthalt
kennengelernt hatte. Die so dünn gewesen war, dass sie
künstlich ernährt werden musste. Aber sie hatte sich in den
Monaten hier stabilisiert und ich, eigentlich wir alle, hatten
ein gutes Gefühl bei ihr, als sie sich damals verabschiedet
hat. Jetzt ist sie tot, zu Tode gehungert, lässt drei Kinder
und ihren Mann zurück und das alles nur wegen dieser
Scheiß-Sucht! Ich habe Angst! Das ist kein Spiel mehr, es ist
bitterer Ernst, mir ist die Lust auf einen Fressanfall gänzlich
vergangen. Heute hab´ ich mein Mittagessen ganz gegessen
und drin gelassen!

Da mein Gewicht seit einer Woche gleichbleibt bei 46 Kilo,
kann ich das ganz gut ertragen. Alle, was unter 50 Kilo ist,
geht okay, ich hatte vor der Klinik in meiner Nutella-Zeit
teilweise 52 Kilo, daher sind 46 Kilo prima für mich. Wenn
ich dran denk´, dass ich wegen der Albträume und so die
letzte Zeit eigentlich fast gar keinen Fressanfall hatte, freut
mich das noch mehr, dass mein Körper nicht sofort unend-

lich zunimmt, nur weil ich mal Essen drin lasse. (Okay, ich hab´ auch nicht besonders viel gegessen und war nächtelang auf ... egal)

Aber der Grund, warum ich eigentlich zum Pfleger Paul gegangen bin, war, dass sie jetzt bei mir eine bipolare Persönlichkeitsstörung namens Borderline diagnostiziert haben und Herr Ludwig mir ein paar Bücher gegeben hat, damit ich mir anschauen kann, was das heißt. Hab´ ich gemacht und, jippiieehh, das klingt voll nach mir! Was kommt eigentlich noch? Magersucht, Bulimie, Depression, Borderline ... Weist mich doch gleich ein. Borderline hat viel mit meinen Stimmungsschwankungen zu tun, gerade diese Euphorie und danach sofort abrutschen in totale Trauer, manisch depressiv.

Und die Selbstverletzungen, das Schneiden, das Schlagen und dieser Drang, mich selber fertig zu machen, wie mit dem Schlafentzug, nur um mich für meine Andersartigkeit selber zu bestrafen. Der Selbsthass, der mich immer wieder überkommt und die völlig falsche Wahrnehmung, die Idee, alle würden mich hassen oder alle müssten mich lieben, die Unsicherheit im Leben und die Art, wie ich bisher Männerbeziehungen geführt habe. Nicht erfüllend, sondern zerstörend. Ich zerstör´ mich nicht nur körperlich (hungern, verletzen), sondern auch seelisch und lasse auch zu, dass andere das mit mir machen. Beziehungsunfähig nennt man das.

Und dann das, grob gesagt, ständige Einteilen aller Gefühle und Situationen in Schwarz oder Weiß! Gut oder schlecht.

Für mich gibt es kein Dazwischen, kein Grau. Der Tag ist gut oder schei …, die Menschen haben mich lieb oder hassen mich, ich bin total gut drauf oder am Boden zerstört, es klappt alles oder gar nichts, fressen oder kotzen. Und das nennt sich Borderline … na prima!

Ich komm´ damit grad nicht klar. Das mit Anke hat mich schon runtergezogen und jetzt hab´ ich Kopfkino! Irgendwie ist alles, was ich tue oder denke oder sage von den Krankheiten bestimmt. Bin ich ruhig und zurückgezogen, verhalte ich mich magersüchtig, bin ich gut drauf und voller Energie, erlebe ich eine manische Phase. Bin ich traurig und melancholisch, dann hat mich die Depression im Griff. Mache ich viel, überfordere ich mich und mach´ ich nichts, bin ich auf dem Weg zur Depression.

Wenn jetzt einer kommen würde und mir mit einem Schlag alles Kranke aus meinem Kopf wegnehmen könnte, was bliebe denn übrig? Nichts! Absolut nichts! Und das macht mir Angst. Ich kenne mich nur so, wie ich bin, ich fühle eben so, wie ich fühle, und dann heißt es, das ist aber die Krankheit, die aus dir spricht! Aber wer oder was bin ich dann? Wahrscheinlich ist diese furchtbare Leere, die ich zwischendurch empfinde und die mir solche Angst macht, dass ich sie mit Fressen und Kotzen und allerlei anderen komischen Dingen wegmache, genau das, was übrig bleibt. Das ist das Nichts, das ich bin.

Ich kann echt nicht mehr. Warum kann ich nicht einfach Krebs haben oder irgendeine andere Krankheit, einen Bein-

bruch, einen Herzinfarkt, ich kaufe alles! Nur, das kann man operieren, heilen, mit Medikamenten wegkriegen. Aber bei mir? Mir schwirrt der Kopf und ich weiß nur, dass Sucht etwas ist, was dich dein Leben lang begleitet, du immer auf der Hut sein musst, weil Depressionen jederzeit wieder zuschlagen können. Die vollständige Heilung gibt es nicht wirklich, der Weg hinaus ist schwer und dauert Jahre. Niemand kann dir sagen, ob es sich lohnt. Was ist das für ein Leben, wo du ständig jederzeit aufpassen musst, was du denkst, was du isst, ob du deine Sucht verlagerst auf die Beziehung oder auf andere Substanzen, ob du gerade richtig oder süchtig handelst ...

Ich bin grad echt fertig ...

Jetzt bin ich seit drei Monaten hier und stecke im selben tiefen Sumpf wie davor. Aber da hatte ich wenigstens noch die Hoffnung, dass mir diese Klinik helfen könnte ...

Ich geh jetzt mal an die frische Luft ...

12.06.2000

Ich bin wieder zurück!

Und es gibt einiges zu erzählen.

An dem Tag bin ich ein bisschen spazieren gegangen, aber das hat auch nicht viel geholfen. Dann bin ich runter in die Teeküche und hab´ Musik gehört. Ich hab´ an Thomas gedacht, an all meine komischen Beziehungen, an meine nicht vorhandene Zukunft und mir ging´s immer schlechter. Ich war so fertig, dann hab´ ich mich gefragt, was ich tun würde, wenn mir jemand jetzt eine Million schenken würde. Und ich hatte keine Antwort. Weil es nichts gab, auf das ich Lust gehabt hätte. Absolut nichts ist mir eingefallen, außer, dass ich so oder so in dieser Haut stecke und kein Geld der Welt könnte mich da rausholen.

Das hat mich entsetzt und dann kam das Lied »Supergirl« von Rayman und ich hab´ angefangen zu heulen und konnte nicht mehr aufhören. Ich hab´ mich so reingedreht, da ging echt nix mehr. Ich hab´s irgendwie geschafft, zum Schwesternzimmer zu gehen, um mir Hilfe zu holen. Aber da saßen noch drei andere, die den Samstags-Blues hatten und ich musste warten. Nach zehn Minuten hab´ ich´s nicht mehr ausgehalten und bin ins Zimmer ... Da hab´ ich mich ans Fenster gesetzt und nach unten geschaut, zweiter Stock, ich wusste nicht, ob es reichen würde ... Ich hab´ das Fenster aufgemacht und war auf einmal wieder völlig ruhig.

Ich hab´ nach unten geschaut, mir vorgestellt, wie es wohl sein würde, ob ich was spüren würde und hatte nur die eine Sorge, dass ich es vielleicht überleben könnte. Zum Glück kam genau in diesem Moment meine Emma ins Zimmer, sie wollte gerade einkaufen gehen. Sie hat sofort gecheckt, was los ist, hat mich da runtergeholt und zu den Schwestern gebracht. Da saß ich nun, der Therapeut hat mich gefragt, was los ist und ob ich meiner Meinung nach wieder klarkomme... »Nein«, hab´ ich gesagt, »wenn ich jetzt auf´s

Zimmer gehe, dann weiß ich nicht, was ich tun werde«, zumindest so ehrlich war ich. Ich glaube, ganz tief drinnen wollte ich nicht sterben, aber ich wusste einfach nicht und weiß es ehrlich gesagt jetzt auch noch nicht, wie ich weiterleben soll.

Da hat er telefoniert und fünfzehn Minuten später war der Krankenwagen da. Diesmal war ich diejenige, die abgeholt wurde. Und ich war froh. Ich wollte einfach nur noch alles abgeben. Ich hatte keine Kraft mehr, selber für mich zu sorgen. Sollten doch Andere bestimmen, was mit mir passieren sollte, ich hatte keine Ahnung mehr, wo oben und unten war.

Sie haben mich dann in den Krankenwagen gesetzt, einer ist hinten bei mir geblieben und hat mir auf der Fahrt gut zugeredet – ehrlich, ich habe keine Ahnung mehr, was er gesagt hat. Ich habe nur genickt und zum Fenster rausgeschaut. Und dann waren wir da, bei der Psychiatrie, in der geschlossenen Abteilung.

Sie haben mich durchsucht, ich musste alles abgeben, sogar meine Kopfhörer, damit könnte man sich auch verletzen, haben sie gesagt. Ich hatte ein Bett in einem Zweibettzimmer, die Fenster vergittert, über der Terrasse waren Zäune, alles gesichert wie in einem Gefängnis. Es war wie im Film, Plastikgeschirr und Besteck, die Türen verschlossen, Sicherheitspersonal vor der Tür. Ich war endlich vor mir selber geschützt. Genau da wollte ich sein, ohne Verantwortung, ohne Erwartungen, die an mich gestellt wurden, ich musste

nur selber auf 's Klo, alles andere wurde mir abgenommen.
Sie sagten, wann Essen war, wann Schlafenszeit war und
den Rest der Zeit saß ich einfach nur rum.

Ich war tot, komplett, da war keinerlei Regung mehr in mir.
In dem Moment, als ich durch die gesicherte Tür in die ge-
schlossene Abteilung gegangen bin, gab es mich nicht mehr.
Ich fühlte mich wie das Nichts, vor dem ich die ganze Zeit
weggelaufen war. Ich hatte keine Bedürfnisse mehr, keinen
Durst, keinen Hunger, keine Fressgier, keine Gefühle, das
war alles weg. Wie eine Puppe hab´ ich mich in den Aufent-
haltsraum bringen lassen und da saß ich, bis sie mich zum
Essen gebracht haben. Mehr weiß ich nicht mehr von diesen
ersten Tagen, ich habe sogar aufgehört zu denken!

Ich war auf dem Grund meiner tiefen Traurigkeit und
Angst, ich habe mich einfach fallenlassen. Und das ist gut
gegangen, weil ich in Sicherheit war, weil die Kranken-
schwestern auf mich aufgepasst haben.

Depression:

Ich bin unter Wasser, aber die Flüssigkeit ist viel zäher
als Wasser, manchmal fühlt es sich auch an wie Treib-
sand. Ich werde nach unten gezogen, als hätte ich einen Stein an den Füßen. Ich schaue nach oben, kann
über mir die Wasseroberfläche noch sehen. Da ist es
hell, die Sonne scheint, dort ist das Leben, die Freude,
die Energie. Aber da, wo ich bin, ist nur Dunkelheit,
Trägheit, Energielosigkeit und Stille ...

Ich werde immer weiter nach unten gezogen. Ich habe keine Kraft, nach oben zu schwimmen. Ich will mich auch nicht wehren, das ist so anstrengend. Also lasse ich mich weiter fallen. Mit einer letzten verzweifelten Geste strecke ich meinen rechten Arm nach oben in der Hoffnung, dass mich einer dort sieht und mich herauszieht, aber da ist niemand. Manchmal schaffe ich es, wieder umzukehren, mich zu befreien und mit aller Kraft nach oben zu strampeln, bevor ich auf dem Grund aufkomme. Dann schwimme ich wie eine Wilde und tauche auf. Dort erwartet mich das Licht und die pure Lust am Leben umfängt mich, lässt mich strahlen und durchflutet mich mit Energie. Bis ich in ein paar Tagen wieder versinke.

Heute nicht. Heute falle ich ins Bodenlose, immer weiter herunter in die Schwärze des Abgrunds. Ich bin so allein, so traurig, so furchtbar müde. Müde vom Kämpfen, vom Leben an sich.

Ich sinke bis auf den Boden, sehe das Licht an der Oberfläche nicht mehr und bleibe einfach still und leblos liegen …

Erst am dritten Tag, nach der zweiten Nacht, bin ich ganz langsam aus meinem Loch gekrochen. Wir saßen beim Essen und einer der Patienten schob mir sein Essen rüber. Er meinte: »Kannst du haben, meine Freundin hat auch Bulimie, ich weiß, wie es dir geht!«

Das war das Liebevollste und Schönste, was ich bisher erlebt habe. Hier, am Ende der Nahrungskette, wo die Fertigsten der Fertigen sitzen, diejenigen, die am Leben gescheitert sind, ausgerechnet hier erlebe ich diese Menschlichkeit? Das war so lieb und hat mich aufgerüttelt. Keine Ahnung, was ich dann gesagt habe, ich weiß nur, dass ich sein Essen gegessen habe und dann zum Kotzen gegangen bin. Und dann wurde es besser. Man kann also sagen, ich habe mich zurück ins Leben gekotzt. Da war wenigstens ein Trieb, ein Bedürfnis, eine bekannte Seite an mir, und ich habe wenigstens etwas gespürt. Danach ging es mir langsam besser. Ich war viel mit diesem Patienten draußen auf der Terrasse und wir haben geredet, stundenlang. Ganz langsam kam ich wieder zu mir, wie aus einer Narkose erwacht, Stück für Stück und verdammt vorsichtig, aber ich bin die Stufen eine nach der anderen wieder heraufgeklettert.

Dann kamen meine Eltern! Ich hatte sie nicht hergebeten und ich hätte ihnen diesen Anblick gerne erspart. Was sollte ich ihnen auch sagen? Was erklärt man seinen Eltern, wenn man nicht mehr leben wollte und in einer geschlossen Psychiatrie gelandet ist? Eltern, die immer nur das Beste wollten und völlig hilflos einer Krankheit gegenüberstehen, die schon für mich selber als Betroffene nicht zu verstehen ist? Ich glaube, diese Begegnung hat damals für uns alle tiefe Narben hinterlassen. Aber ich war nicht mehr in der Lage, etwas zu erklären und schon gar nicht, irgendetwas zu beschönigen. Ich hatte keine Maske mehr auf, ich hatte auch keine Kraft mehr, etwas vorzuspielen. Ich saß nur da und *meinte, das bin ich, schaut mich an, so seh ich aus, ohne Maske, ohne Versteck spielen. So ist eure Tochter.*

Auch das war, glaube ich, wichtig, auch wenn es in dem Moment die Hölle war, meine Eltern so enttäuschen zu müssen. Wie viel Kraft hatte ich all die Jahre dafür aufgebracht, mich zu verstellen, zu täuschen, zu beschönigen, um ihnen das zu ersparen. Denn das ist, was ich fühle. Das bin ich. Und damit muss ich erst mal klar kommen. Nicht die fleißige, erfolgreiche, ehrgeizige, liebe, nette verständnisvolle Tochter oder Frau, nein, ein Stück Elend, unfähig zu leben, zu essen, zu arbeiten, zu funktionieren. Ich habe das in diesen Tagen erkannt, ich hatte so Angst davor, mir das einzugestehen, bin immer davor weggerannt, aber jetzt hab´ ich das ganz klar gesehen. Ich hab´ jede Hülle fallen gelassen und habe mich angeschaut. Da war nicht viel, aber immerhin war es genug, dass ein Mensch mir sein Essen gegeben hat und sich jetzt hier mit mir unterhielt. Immerhin. Darauf hab´ ich aufgebaut. Und als der Psychiater mich dann am vierten Tag gefragt hat, ob ich mich immer noch umbringen will, hab´ ich »nein« gesagt. Und ich meinte es auch so.

Wobei ich die Frage schon ziemlich dämlich fand, was ich ihm auch gesagt habe, schließlich würde ich hier ja wohl kaum die Wahrheit sagen, wenn ich das nach wie vor machen wollte. Aber mir war klar, wenn mich so einer schon wieder aufregt, dann bin ich definitiv wieder auf dem Weg der Besserung!

Und dann durfte ich gehen. Und ich wollte auch gehen. Und jetzt bin ich wieder hier!

Nichts hat sich geändert, ich weiß immer noch nicht, wie es weitergehen soll, was ich mit meinem Leben anfangen soll. Ich fress´ und kotz´ wie ein Weltmeister, aber ich habe mich geändert. Ich habe mich angenommen, ich bin jetzt an dem Punkt, wo ich mir sage, das, was da war, ist so schrecklich gewesen und ich habe es überlebt. Allein wieder etwas zu spüren und sei es nur die Lust auf Essen, ist viel besser als das, was die Tage mit mir los war. Ich seh´ mich selber anders und fang´ von ganz unten an.

Und es ist schon komisch: Damals zu Hause in der Badewanne hat mich das, was mich erst so fertiggemacht hat, nämlich der Gedanke an Thomas, aber auch wieder ins Leben gebracht. Jetzt ist es ähnlich: Fressen und Kotzen hat mich zwar bis nach ganz unten gebracht, hat mich aber dann auch wieder am Leben gehalten. Wenn ich noch nicht weiß, wer ich eigentlich bin oder was ich eigentlich ohne meine Krankheit machen möchte, dann ist es besser, noch so lange damit weiterzumachen, bis ich einen Ersatz habe. Es ist wie beim Entrümpeln: Du ziehst alles aus dem Schrank, schmeißt alles weg, was du nicht mehr brauchst und stellst nur das zurück, was dir immer noch gefällt. Aber ein Regal leer lassen ist einfacher, als eine Seele und solange ich noch nichts habe, was ich bei mir reinstellen möchte, lass´ ich erst mal Fressen und Kotzen drin, vielleicht kann ich das später einmal entsorgen, wenn mein Regal mit anderen Dingen gefüllt ist.

Nach meiner Ankunft waren alle sehr lieb zu mir, mit Einigen habe ich geredet, und es war schön, wieder zu Hause zu sein. Ansonsten ging es so weiter wie vorher, ich machte meine Gruppen, ich verlängerte meinen Aufenthalt auf fünf Monate und gab mir Mühe, mich auf die Therapie einzulassen. Aber die Zimmer-Fressanfälle gingen weiter.

Nach dem Frühstück schaffte ich es noch in der halben Stunde, die mir blieb, einen Mini-Fressanfall einzubauen. Wir haben uns unten am Buffet einfach zwei, drei Brötchen mitgenommen und Müsli und dann oben weiter gegessen. Nach dem Mittagessen war es schwieriger, da konnte man nichts mitnehmen, also gingen wir oft gar nicht hin, sondern liefen durch den Kurpark in die Stadt, um für den Nachmittag Essen zu kaufen. Beim Abendessen lief es dann wie beim Frühstück.

Einmal sind wir auf dem Rückweg von einer der Therapeuten erwischt worden und vor lauter Schreck haben wir das ganze Essen schnell in den Parkmülleimer geschmissen. Der Therapeut hat nichts gesagt, aber uns war klar, wir mussten das jetzt von uns aus in der Gruppe ansprechen, sonst gäbe es Ärger. Aber es war auch mal wieder ein Warnschuss gewesen, nach wochenlangem Hingeben in die Sucht haben wir mal wieder kapiert, wo wir da waren und dass wir ja eigentlich damit aufhören wollten. Also hatten wir beschlossen, an diesem Tag nicht mehr zu kotzen. Aber wir haben es nicht geschafft. Am Abend sind wir tatsächlich zurück zum Mülleimer und haben vor den Augen aller Kurgäste unser Essen aus dem Müll geholt. Ein weiterer Tiefpunkt in meiner Bulimie-Karriere!

02.07.2000

Rate mal, wer mir heute geschrieben hat! Oli! (Der mit dem Handyladen, mit dem ich zusammen war, bevor Thomas in mein Leben kam). Ob ich Lust hätte, mit ihm am Wochenende nach Garmisch ins Hotel zu fahren, ein bisschen Urlaub machen!!! Wow, wie lange hab´ ich den nicht gesehen, und jetzt lädt er mich in den Urlaub ein! Ich hab´ nachgefragt, ob ich am Wochenende mal Ausgang haben dürfte und sie haben es mir erlaubt. Ich hab´ natürlich nicht gesagt, was ich vorhabe, nur, dass ich mal wieder in meine Heimat will, um zu testen, wie es mir da ergeht. Ja, die Männer rufen und Nina fängt das Lügen an. Wieder nichts Neues!

08.07.2000

Und wieder kam alles anders als erwartet!

Oli hat mich abgeholt und es war klasse! Wie er mit seinem dicken BMW vorgefahren ist, wieder ganz der zurückhaltende Gentleman. Er schaut echt gut aus, aber er ist so steif, so verklemmt, ganz anders als Thomas. Aber egal, ein paar Tage im Hotel, am See, mit einem gutaussehenden Mann, der alles bezahlt, darauf hab´ ich mich wirklich gefreut. Endlich mal raus aus dem »Irrenhaus« in die verrückte, echte Welt.

Wir sind ein paar Stunden gefahren, am Abend angekommen, ein wirklich tolles Hotel. Wir haben gegessen, uns etwas steif unterhalten, irgendwie kam nicht so wirklich Spaß auf. In der Nacht hat er mit mir geschlafen, es war wie immer mit ihm, so steril und kontrolliert, aber egal, ich wollte, dass es ihm gefällt, schließlich hat er mich hierher mitgenommen. Am Samstag haben wir allerdings beschlossen, dass wir wieder heimfahren. Warum, hab´ ich nicht so ganz verstanden, aber es war okay für mich. Und während ich mir noch überlegt habe, was ich in der Klinik erzählen sollte, piepste mein Handy. Genau! Ausgerechnet jetzt, während ich zum ersten Mal seit vier Monaten Ausgang habe und mit einem Mann im Urlaub war, ausgerechnet dann meldet ER sich, was ich gerade mache ... nichts ... magst du kommen ... ja .... okay ....

Dann hat er mir die Adresse von seinem Kumpel gegeben, den wir an unserem ersten Ausflug besucht hatten, mehr nicht!

Oli hat es gemerkt und war zu Recht beleidigt, aber es war mir egal. Thomas wollte mich sehen!

Ich hab´ mich verabschiedet, mich in mein Zimmer geschlichen (samstags ist eh keiner am Empfang), mich geduscht und bin mit klopfendem Herzen mit meiner Klapperkiste losgefahren.

Wie ich das überhaupt gefunden habe, ist verwunderlich, aber ich hab´ seinen SLK gesehen, dann wusste ich wieder, wo ich klingeln muss. Gott, war ich aufgeregt!

Peter hat die Tür aufgemacht, ich bin ins Wohnzimmer und da saß er!

Und hat gegrinst. »Du bist total verrückt!«, meinte er. »Ja, weiß ich«, meinte ich.

Dann ist er aufgestanden, hat mich über die Schulter geschmissen und mich ins Schlafzimmer getragen ...

Die Nacht habe ich bei ihm zu Hause verbracht, er wollte noch fort und hat mir seinen Schlüssel gegeben. Ich hab´ bei ihm einen Fressanfall gebaut, weil ich so allein war und hab´ mich dann ins Bett gelegt. Irgendwann in der Nacht kam er dann heim, wir haben gekuschelt, am Morgen bin ich wieder zurück in die Klinik.

Nichts hat sich geändert, weder beim Essen, noch bei meinen Männergeschichten. Aber es war genial und ich würde es immer wieder machen. Dieser Kick ist einfach zu gut und kein Vergleich zu meinem normalen, langweiligen Leben! Wow, was für ein Wochenende ...

20.07.2000

Ich habe mich entschieden, den Aufenthalt hier zu beenden. Ende Juli werde ich gehen, das habe ich auch in der Gruppe gesagt. Herr Ludwig und der Chef-Therapeut wollten mich zum Bleiben überreden, weil ich doch noch so tief drinstecke, aber ich habe mich nicht abbringen lassen. Ich bin nicht gesund, das weiß ich, aber besser wird es hier nicht. Vielleicht muss ich mich einfach damit abfinden, dass ich mein Leben lang fressen und kotzen werde und einfach crazy bin. Aber hier weiterzumachen, macht mich nur noch verrückter.

Als ich hier herkam, hab´ ich mich nicht geschnitten, nicht verletzt, hatte keine Albträume – jetzt krieg´ ich meine Aggressionen kaum in den Griff und habe die Idee, es wird nur immer schlimmer. Ich habe hier viel gelernt, vielleicht bin ich auch weiter gekommen, als ich es jetzt gerade merke, aber ich empfinde es als riesigen Schritt für meine Gesundung, dass ich mich für ´s Leben entscheide, mich nicht mehr länger hier verstecken will, auch wenn ich keine Ahnung habe, was ich weiter mit mir anstellen soll, doch den Mut habe, es wenigstens zu versuchen. Ich habe mich lange genug hier verkrochen, mein Geld geht mir aus und ich kann das alles hier nicht mehr sehen.

Ich habe mit meinen Eltern gesprochen, ich kann erst mal wieder zu ihnen, alles andere kommt. Vielleicht probier´ ich es noch Mal mit Kiel und dem Studium, wenn ich sehe, was für Chaoten Psychologie studieren, dann kann ich das auch. Vielleicht kann ich dann verhindern, dass es anderen so geht wie mir, dass an ihnen gelernt wird und auf deren Kosten Erfahrung für den Beruf gesammelt wird, ohne Rücksicht auf den Menschen. Mann, ein Arzt darf auch erst operieren, wenn er es kann und nicht probehalber schon mal rumschnipseln, bis er es kann!!!

Also noch zehn Tage. Ich bin jetzt in den Entlass gekommen, um mich wenigstens noch ein paar Tage auf das Draußen vorbereiten zu können. Ich hab´ Schiss, aber ich freu´ mich auch drauf!

Ach ja, Peter hat mich besucht. Er ist vierzig, also schon ziemlich alt und echt nicht mein Typ, aber er kümmert sich so lieb um mich. Er hat gemeint, als er gesehen hat, wie Thomas mit mir umspringt, das hätte ihm in der Seele wehgetan. Und er wollte mich kennenlernen. Süß, oder? Er hat mich zum Essen eingeladen und er hat verstanden, dass ich nichts außer Salat will. Das war mal was Neues. Außerdem ist er Thomas´ bester Freund und auch wenn ´s mies ist, von ihm kann ich alles über Thomas erfahren. Und ich will sehen, wie er reagiert, wenn er merkt, dass ich mit Peter ausgehe. So kann ich ihn vielleicht öfter sehen.

Ich bin aufgeregt, freue mich auf zu Hause, habe aber auch Angst, wie es weitergeht. Aber das ist ja bei mir nichts Neues.

Bis bald …

Teil 5: Das Leben geht weiter

Im Nachhinein gesehen war es das Beste, was ich hatte tun können und es freute mich, dass ich zumindest diesmal einfach aus meinem Inneren heraus eine richtige Entscheidung getroffen hatte.

Ich bin ja auch nicht einfach abgehauen, sondern habe anständig den Aufenthalt dort beendet, mit Verabschiedung und allem, was dazu gehört. Es war trotzdem anders als beim ersten Mal, denn da waren alle ja so überzeugt, dass ich es schaffen würde. Diesmal entließ man mich mit schlechten Prognosen. Tja, manchmal kommt es eben anders.

Ich denke, ich war übertherapiert, es gab nichts mehr, was man mir noch hätte sagen oder womit man mir hätte helfen können. Ich habe ja eher meinen Therapeuten therapiert und ihm geholfen, dort bei seiner neuen Arbeit Fuß zu fassen. Irgendwann muss man sich einfach ins Leben trauen und genau das habe ich getan. Zu der Zeit wollte ich wahrscheinlich nur endlich wieder zu Thomas rennen, aber all das war Leben, war Energie und davon hatte ich die letzten Wochen und Monate eindeutig zu wenig gehabt.

Ich bin wieder zu meinen Eltern gezogen und auch nochmal nach Kiel gefahren, um mich dort nach betreutem Wohnen umzuschauen. Aber ich habe es nicht geschafft. Schon wieder Therapie, schon wieder eingeschränkte Freiheit, das wollte ich einfach nicht mehr. Und dann hatte ich einfach nur Glück.

Mein VW Golf gab den Geist auf und ich brauchte ein neues Auto. Irgendwie kannte Einer Einen, der sein Auto verkaufen wollte und ich machte einen Termin aus. Markus, Moderator bei einem regionalen Radiosender in der nächsten Stadt. Das Auto war Schrott, aber wir unterhielten uns super und am Ende fragte er, warum ich es nicht einfach bei seiner Arbeit probieren wollte. Praktikanten wären immer gesucht und es gäbe die Aussicht auf ein Volontariat, was einer Ausbildung gleichkommt.

Ich und Radio? Daran hatte ich nie gedacht, aber das war ´s! Am nächsten Tag habe ich mich vorgestellt, der Chef wollte noch nicht einmal meine Zeugnisse sehen. Er hat mich nur angeschaut, mich ein bisschen was gefragt und gemeint, ich solle einfach mal dableiben, ich hätte das Praktikum.

Und so bin ich geblieben.

Nach einer Woche durfte ich bei der Morgensendung den Wetterbericht und den Verkehr moderieren, weil der Zuständige krank war. Und dabei blieb es.

Ich war die Wetter- und Verkehrsmeldungsfee der Morgensendung, mit Markus zusammen. Danach noch Redaktionsarbeit. Ich lernte das Schneiden von Interviews, machte Umfragen in der Stadt, telefonierte mit wichtigen Leuten und schrieb Anmoderationen für die jeweiligen Moderationen.

Nach zwei Monaten hatte ich den Job, bekam mein Volontariat, was im Gegensatz zu einer Ausbildung wirklich gut bezahlt wurde.

Ich pendelte die erste Zeit von der Wohnung meiner Eltern zu meiner Arbeit, was in etwa eine halbe Stunde Fahrt über die Autobahn bedeutete und was früh nicht immer so nett war, vor allem im Winter. Die Morgensendung begann um halb sechs, also musste ich um spätestens fünf Uhr früh bei der Arbeit sein, dafür hatte ich um ein Uhr mittags Feierabend.

Das wiederum war gut, weil meine Eltern da noch bei der Arbeit waren und ich dann genug Zeit für mich hatte. Ich kam also heim, kaufte vorher noch alles ein, was ich für meinen Fressanfall brauchte und konnte dann in aller Ruhe essen und kotzen, bis am Abend meine Eltern kamen. Und da ich eh früh raus musste, lag ich auch meistens um acht Uhr im Bett.

Mein Tag hatte also wieder Struktur, es war stressig bei der Arbeit, aber wahnsinnig aufregend und befriedigend. Ich war wer, ich bin sogar im Supermarkt anhand meiner EC Karte erkannt worden! Das alles gab mir Selbstbewusstsein und Kraft, ich hatte wieder eine Aufgabe und konnte wieder stolz auf mich sein. Dass ich das Fressen und Kotzen ohne große Geheimhaltung einfach machen konnte, mich nicht verstecken musste und das Ganze auch ohne den Stress, den es bereitet, wenn man entweder keine Zeit oder keinen Ort hat, um in Ruhe seiner Sucht nachzugehen, tat mir gut. Ich brauchte es zum Leben, ohne ging nicht, aber ich hörte auf, mich deshalb fertig zu machen. Fressen und Kotzen gehörte zu meinem Leben und da alle Bescheid wussten und ich es so timen konnte, dass meine Eltern es nicht unbedingt mit ansehen mussten, klappte alles gut und ich hatte genug Energie für meine neue Arbeit und mein neues Leben übrig.

Thomas sah ich öfter, er hatte eine neue Freundin und ich ging mit Peter aus. So war ich in seiner Nähe. Das reichte damals schon aus. Ein paar von den alten Freunden sah ich auch wieder, Uwe und Jochen, ansonsten war ich ja gut beschäftigt.

Irgendwann habe ich dann beschlossen, doch in die andere Stadt zu ziehen, das frühe Losfahren war einfach zu stressig. Außerdem war es für meine Eltern doch eine unendliche Belastung, dabei zuzusehen, wie ich all die kranken Dinge einfach weiterhin tat, das

Fressen und Kotzen, mich mit Thomas treffen, ohne irgendein Gefühl des Unrechts. Für mich war mein Leben so in Ordnung, ich hatte mich arrangiert. Mir war klar, dass es jetzt wirklich an der Zeit war, eigene Wege zu gehen. Ich hatte mich meinen Eltern schon genug zugemutet.

Eine Woche später hatte ich übers Radio eine Wohnung gefunden und mit Peters Hilfe und der von ein paar seiner Kumpels waren meine wenigen Habseligkeiten auch schnell umgezogen.

10.01.2001

Mein erster Abend in der neuen Wohnung. Ich bin so einsam, so allein. Peter und seine Kumpels sind weg und jetzt sitz' ich hier. Ich glaube nicht, dass ich das aushalte. Die Wohnung ist total schön, eineinhalb Zimmer, kleine Küche, Bad und Balkon, klein und überschaubar.

Ich hab' Martin geschrieben, mit dem ich jetzt schon ein paar mal weg war, ein Mitarbeiter von Thomas. Er ist eigentlich ganz süß, das könnte was werden, allerdings will er immer noch was von seiner Ex. Aber egal, bin ich halt Lückenbüßerin, ist andersherum ja nicht anders.

Jedenfalls hat er gemeint, ich könne vorbeikommen und das mach' ich jetzt auch. Hier fällt mir nur die Decke auf den Kopf, eingerichtet ist alles, viel hab' ich ja nicht. Schlaf ich eben bei Martin.

22.02.2001

Ist schon wieder lang her, die Arbeit kostet viel Kraft, aber macht auch wirklich richtig Spaß. Ich durfte heute zum ersten Mal eine ganze Sendung moderieren. Mach´ zwar noch Fehler, aber der Chef und die Anderen sagen, dass ich es gut mache. Ich habe doch tatsächlich etwas für mich gefunden, was ich kann, was mir Spaß macht, wo ich mich reinhängen kann und wo ich richtig viel Aufmerksamkeit bekomme. Ich habe sogar einen Fan, der jeden Morgen anruft und nur mit mir sprechen will!!!

Die Kollegen sind auch nett, wir haben einen neuen Marketingmitarbeiter, Michael. Naja, ist nicht so mein Typ, ein bisschen nervig, weil er immer alles ganz genau haben will, aber die sitzen eh unten in der anderen Abteilung. Mit den Moderationskollegen versteh´ ich mich prima, wir blödeln viel rum und gerade mit Markus ist es voll lustig. Wir sind ein gutes Morning-Team!

Die anderen finden ihn abgedreht, aber ich hab´ kein Problem, einfach das so zu machen, wie er es haben will, unterordnen fällt mir leicht und so kommen wir prima miteinander aus. Aber auch von den Anderen kann ich viel lernen und ich fühl´ mich immer sicherer.

Mit Martin ist ´s nix geworden, ist wieder mit seiner Ex zusammen. Egal, dafür läuft ´s wieder mit Thomas.

Ich wollte eigentlich die Finger von ihm lassen, weil er doch jetzt seine Heike hat. Aber sie ist so blöd und naiv, sie meinte letztens zu mir, seit sie mit ihm zusammen sei, würde Thomas natürlich nicht mehr fremdgehen. So was von eingebildet, die Nuss!

Naja, tut er doch und zwar mit mir! Und sogar, wenn sie dabei ist!

Ich weiß, das ist doppelter Betrug. Aber ich bin mit Peter nicht wirklich zusammen und Heike ist 'ne blöde Kuh. Vielleicht hab' ich aber seit meinem Klinikaufenthalt einfach keine Ethik und Moral mehr. Meine Meinung über mich selber ist so tief gesunken, ich hab' aufgehört, den Moralapostel zu spielen. Ich hab' akzeptiert, dass ich kein Engel bin und wenn mir jemand blöd kommt, dann darf ich auch mal austeilen. Ich kenne Thomas schon länger und ich bin nach wie vor nicht die einzige, mit der er seine Heike betrügt.

Ich hab' viel zu lange Rücksicht auf alle und jeden genommen.

Mann, ich bin echt gemein, aber was Thomas angeht, kenn' ich keine Grenzen.

Egal, einfach nicht drüber nachdenken.

So ging es erst einmal weiter. Ich ging zur Arbeit, machte sie gewissenhaft und ordentlich. Jeden Tag nach der Arbeit ging ich in den Supermarkt, kaufte alles für meinen Fressanfall, igelte mich in meiner neuen Wohnung ein und gab mich über Stunden meiner Sucht hin.

Bulimie:

Vier Uhr morgens, mein Wecker klingelt, ich habe erstaunlich gut geschlafen, kein Albtraum und ich bin fit. Ich mache mir meinen Tee und rauche zwei Zigaretten, super Frühstück! Dann ab ins Bad und los in den Sender. Ich genieße diese halbe Stunde, mir fehlt das Essen nicht. Und jetzt bei der Arbeit bin ich abgelenkt genug. Um fünf Uhr bin ich beim Sender, heute wieder Gähnshow mit Markus, es gibt viel zu tun, Wetter rausschreiben, Verkehr checken, zwei Meldungen wegen einem Unfall und einem Stau, noch keine Blitzmeldungen.

Um diese Uhrzeit noch nicht und ich liebe diese Zeit, wenn in der Redaktion noch Ruhe herrscht, wir zu Dritt den ganzen Laden schmeißen, bevor um halb neun hier alle anderen rumlärmen. Die Sendung läuft gut, ich habe keine Versprecher, ich spreche noch für später eine Nachricht ein, um halb zehn ist Redaktionskonferenz.

Um elf kommt der Bäcker vorgefahren, der hupt und alle rennen runter. Die Sachen schmecken nicht besonders gut und eigentlich esse ich das Zeug eh nie, aber trotzdem kaufe ich mir eine Laugenstange, weil es mich beruhigt, dass sie daliegt. Ich koche mir meine zweite Kanne Tee und trinke meine Molke. 50 Kalorien auf den halben Liter, das kann ich verschmerzen, es ist das Einzige, was ich mir erlaube, um wenigstens halbwegs in Schwung zu bleiben. Zum Glück habe ich heute nur zwei Sachen zu erledigen, ein Telefoninterview mit dem neuen Bürgermeister und einen Bericht über die neuesten Herbsttrends, was Frau morgen so trägt. Ich habe gerade die O-Töne fertig, es ist halb eins, ich kann dann gehen.

Aber nein, wie immer kommt der CVD noch Mal angeschissen und fragt, ob ich nicht bitte noch für heute Nachmittag für den Sport eine Nachricht schreiben und dann auch sprechen kann. Was soll ich sagen, klar mache ich das. Immerhin kann ich mich dann heute Nachmittag wieder selber im Radio hören, das ist ein kleiner Trost, aber immerhin. Nach wie vor ist das für mich faszinierend, wenn ich im Auto sitze und dann meine Stimme aus dem Radio kommt. Ich habe eine tolle Arbeit!!!

Dann endlich, die Beiträge sind abgesegnet, den Rest mache ich morgen, jetzt einfach nur heim. Noch schnell »Tschüss« sagen, bitte haltet mich nicht auf. Puh, geschafft! Die Laugenstange verkneif ich mir, ich bin in fünf Minuten im Bulimiker-Paradies, warum sollte ich jetzt das Zeug essen?!

Und dann geht ′s los, ich weiß genau, welcher Gang, was wo steht, was ich brauche. Das ist auch wichtig, darüber denke ich immer vorher nach, denn wenn ich erst mal diesen Tunnelblick habe, kann ich nicht auch noch überlegen, auf was ich heute Lust habe. In diesen Momenten würde ich sonst entweder alles kaufen oder heulend zusammenbrechen vor Überforderung.

Okay, jetzt also genau wie gestern: Da ist der Zehnerpack Brötchen, jeweils dreimal Frischkäse Kräuter, dreimal Frischkäse pur. Weiter! Butter und Zucker, Mehl habe ich noch, Eier brauche ich auch nicht. Das Rezept für Plätzchenteig kenne ich gar nicht genau, ich messe die Mengen auch nicht ab. Einfach eine Butter, ein Ei, Drittel Packung Zucker, halbe Packung Mehl, das ist perfekt. Sollen ja keine Plätzchen werden, nur der Teig, da könnte ich mich reinsetzten, das ist genauso gut wie Nutella, einfach am besten, wenn man ′s pur futtert. Nur, dass Nutella eben nicht rausgeht und Plätzchenteig flutscht einfach genial.

So, was noch? Ach ja, Fischstäbchen, fünfzehn Stück, dann noch Fünferpack Kartoffeltaschen mit Käse – genial die Dinger – dann vier Tafeln Schokolade, Milka Joghurt ist unschlagbar!

Ab zur Kasse, ich kann bald nicht mehr. Das Einkaufen zieht sich immer so, ich würde die Leute vor mir am liebsten zur Seite schieben. Zum Glück ist das ein großer Laden, da sind viele Kassen auf und ich gehe heute zu der ganz außen, die Verkäuferin kennt mich nicht. Damit es nicht auffällt, dass ich schon wieder so komisches Zeug und vor allem das Gleiche wie gestern einkaufe.

Endlich geschafft! Jetzt gönne ich mir beim Bäcker drei Laugenstangen, die reichen bis zu Hause und bis ich meine Sachen zubereitete habe. Während der Fahrt beiße ich endlich in die Stange und der Stress fällt von mir ab! Puh, endlich essen! Ungestört! Hoffentlich habe ich bei so was nie einen Unfall oder stehe im Stau, ich würde echt durchdrehen! Die zweite Laugenstange für den Weg in die Wohnung, die dritte werde ich nicht brauchen, war heute echt schnell zu Hause.

Die Fischstäbchen sind im Ofen, die Kartoffeltaschen auch, der Teig vorbereitet, mit den Brötchen fange ich an. Das Timing ist super, wenn ich mit den Brötchen fertig bin, sind die Fischstäbchen auch durch und es geht nahtlos über. Heute habe ich auch schön Zeit, nur montags mit der Kinosendung wird 's stressig, aber heute nicht. Da ich jetzt auch nur sieben Brötchen esse, habe ich noch was für eine zweite Runde.

Fischstäbchen sind auch verputzt, die Kartoffeltaschen hebe ich auf, beim Teig bin ich schon nach dreiviertel fast am Platzen. Also bleibt da auch was übrig, jetzt wenigstens noch zwei Tafeln Schokolade.

Das ist immer so schade, Schoki ist doch so lecker, aber ich erlaube sie mir immer nur zum Ende, damit die auch auf jeden Fall rausgeht. Aber da bin ich meistens schon so voll, dass ich sie gar nicht mehr genießen kann.

Puh, ich platze gleich! Aber ich schaff es irgendwie aufs Klo, Brille hochklappen und los geht 's. Am Anfang brauche ich keinen Finger, ich bin so voll und gut trainiert, dass die ersten drei Runden auch so rausgehen. Danach wird 's schon schwieriger, das sind die Brötchen, die sind etwas zäher. Aber vier, fünf Mal gekotzt und das ist auch raus.

Mein Hals brennt schon langsam, weil ich nicht gerade zimperlich mit dem Finger rumfuhrwerke. Aber mein Hals ist mir gerade egal, das Zeug muss raus, so schnell wie möglich. Jede Minute ist eine Minute länger, in der mein Körper schon das Verdauen anfängt, also je schneller ich das rauskriege, desto besser. Der Knöchel an meinem Zeigefinger ist schon ganz rot, weil ich da mit meinen Zähnen dagegen stoße und meine Bauchmuskeln fangen das Schmerzen an. Wenigstens das ist gut daran, ich habe 'nen Waschbrettbauch!

Heute ist ein guter Tag, klar, wenn ich Zeit habe, geht alles immer ganz leicht und schnell, aber wehe, ich muss mich beeilen, dann stehe ich ewig hier vor 'm Klo! Egal, ich habe alles draußen. Jetzt trinke ich zur

Sicherheit noch drei Schlucke Wasser, wackele etwas mit dem Bauch, damit der Magen gut durchgespült wird und kotze noch dreimal mindestens, wenn wirklich nur noch Wasser rauskommt weiß ich, dass ich meinen Magen wieder leer habe!

Meistens stelle ich mich dann auch auf die Waage, um zu sehen, dass im Vergleich zu gestern alles gleich ist.

So, geschafft! Ich bin ausgelaugt, körperlich geschafft wie nach einem Fitnesstraining, meine Knie zittern, ich sollte mich schleunigst hinsetzen. Das geht mir immer so nach dem Kotzen, mein Kreislauf sackt ab, da brauche ich erst mal zehn Minuten Pause, bis ich wieder stehen kann. Heute ist voll schönes Wetter, also bleibe ich ein bisschen auf dem Balkon und sonne mich bei einer Zigarette.

Was andere wohl gerade so tun? Egal, die meisten arbeiten eh noch, es ist halb fünf! Da komme ich mir wenigstens nicht ganz so schlecht vor, schlimmer ist es, wenn ich Tagschicht habe und mir dann am Abend vorstelle, wie die gesunden Menschen alle im Biergarten sitzen oder sich mit Freunden treffen, nur ich verbringe meine freie Zeit mit fressen und kotzen. Egal, heute ist eh zu spät, morgen geht´s wieder früh raus.

Jetzt ist es halb sechs und es ist noch so viel Essen übrig. Das kann ich nicht wegschmeißen, so blöd es klingt, weil ich es eh wieder ins Klo spüle. Aber was soll 's, ich mache noch 'ne Runde, war ja eigentlich eh klar. Wem versuche ich eigentlich was vorzumachen? Jeden Tag rede ich mir ein, morgen nicht, da mache ich was anderes. Und dann geht das Ganze wieder von vorne los. Aber ich darf jetzt nicht darüber nachdenken, denn sonst werde ich wieder depressiv und dann kotze ich erst recht. Also auf in die zweite Runde, die ist eh nicht so groß wie die erste, da futtere ich jetzt den Rest, das reicht mir dann schon, immer nur der erste Fressanfall am Tag ist so wahnsinnig viel, da muss der ganze Stress des Tages einfach abgearbeitet werden. Jetzt bei der Runde ist es die Unfähigkeit, etwas Besseres zu tun, wirklich Lust habe ich ja gar nicht. Aber was soll ich sonst tun? Fernsehen geht nur mit Essen. Und ich habe Hunger. Also weiter geht 's.

Heute habe ich echt Glück, auch diesmal ist alles gut rausgegangen. Ich wiege 46 Kilo, alles gut von der Seite her. Und es ist jetzt auch spät genug zum Schlafen. Wunderbar, ich bin eh so fertig, dass ich nichts anderes mehr brauche. Zähneputzen, das ist wichtig, eine Gute-Nacht-Zigarette auf dem Balkon, dann ab ins Bett. Morgen geht 's genauso weiter.

Am Wochenende fuhr ich meistens in meine Heimatstadt und versuchte, so oft es ging, Thomas zu sehen, es hatte sich nicht viel geändert. Ich sah ihn nur öfter, weil ich dank Peter wusste, was er so trieb.

Ich hatte wieder mit Abführmitteln angefangen und ich weiß noch, wie ich das Mittel schon geschluckt hatte, um auch noch den Rest Essen rauszuholen, der eventuell noch drinnen geblieben war, als Thomas mich fragte, ob ich in den »Apfelbaum« kommen würde. Es war Samstag und klar wollte ich!

Der Abend war schön und endete bei ihm. Da fingen die Abführmittel an zu wirken.

Wieder mal so ein Tiefpunkt in meiner Suchtkarriere! Wir waren ja zum Glück schon mit allem fertig, aber wie erklärt man seinem Liebhaber, der sich ansonsten für nichts anderes an dir interessiert, warum man sechs Mal hintereinander aufs Klo rennen muss?

Ich weiß noch, wie ich beim letzten Mal dasaß, und er plötzlich im Bad stand. Er war ehrlich besorgt, was ich echt süß fand, aber es war so schrecklich peinlich!

Das andere Peinliche in der Zeit war meine Müllentsorgung. Ich hatte jeden dritten Tag einen gelben Sack voll! Ich wusste ja schon gar nicht mehr, wo ich den ganzen Abfall hintun sollte. Also stapelte ich alles auf meinem Balkon, bis einmal im Monat die Müllabfuhr kam. Und dann musste ich meine zehn oder elf gelben Säcke alle unten hinstellen. Keine Ahnung, was die Mitmieter in dem Haus gedacht haben, aber ich fühlte mich furchtbar. Ich dachte immer, jeder wüsste, was ich da so trieb und fühlte mich ertappt, wenn ich täglich mit vollen Einkaufstaschen die Treppe hochlief. Dieses Gefühl hatte ich eigentlich immer. Ständig dachte ich, jeder wüsste, was ich nach der Arbeit allein in meinem Zimmer tat und fühlte mich häufig beobachtet. Also war wohl ein Teil von mir zumindest noch nicht so abgestumpft, wie ich immer annahm.

Und dann kam der Tag, an dem mein Klo verstopfte.

Ich weiß nicht, was an dem Tag anders war, aber das war eine meiner Horrorvorstellungen. Kloverstopfung oder irgendwann beim Kotzen umzukippen und so gefunden zu werden, diese zwei Dinge rangierten ganz oben auf meiner Panikliste. Abgesehen von Platz eins, dem Horror, wenn alles, was ich essen würde, nicht rausgehen würde und ich vollgefressen den gesamten Mageninhalt verdauen müsste. (Davon träume ich übrigens heute noch. Da stopfe ich mich im Traum unendlich voll und kann dann nicht kotzen! Der Albtraum einer Bulimikerin).

An einem Tag also ging nichts mehr, das Klo war verstopft und ich noch nicht fertig mit dem Kotzen. Dazu muss ich erklären, dass ich eigentlich öfters mal zwischendurch spülte, damit eben nichts verstopfen konnte. Aber gut, an dem Tag war es also so weit. Ja, ich habe weiter gekotzt, auch wenn das dann nicht mehr herunter gespült werden konnte.

Der Kloreinigungsdienst kam erst am nächsten Tag. Es war noch früh am Nachmittag und allein bei der Vorstellung, wie peinlich das werden würde, habe ich so viel Druck aufgebaut, dass ich gleich noch einen Fressanfall gebaut habe. Der Rohrdienst hatte einige Fragezeichen im Gesicht, als er mit meinem Klo fertig war und es war einfach nur total peinlich! Aber auch das verdrängte ich mal wieder erfolgreich. Das sind die Momente, bei denen man für sich dann merkt, wie krank man eigentlich wirklich ist. So, wie ich auch nach dem Entfernen zweier meiner Weisheitszähne trotzdem am selben Tag noch gefressen und gekotzt habe. Zwar sehr viel weniger, aber noch unter der Betäubungsspritze. Ich hatte keine Macht darüber und konnte immer nur Schadensbegrenzung betreiben.

Ich weiß noch, wie ich nach dem 11.09.2001, dem Tag, als das WTC in sich zusammenfiel, als irgendwie eine Krisenstimmung in der Luft lag und keiner sagen konnte, ob es nicht vielleicht doch Krieg geben würde, eigentlich nur vor einem Angst hatte: Nämlich, dass Krieg ja bedeutet, dass es nicht genug Essen gibt und was ich dann tun sollte, wenn ich nichts mehr für meine Fressanfälle bekommen würde! Solche Gedanken gingen mir im Kopf herum ...

25.06.2001

Ich komm´ viel zu selten zum Schreiben! Aber ich fass´ es zusammen. Ich war mit Michael was trinken, dem Medien-

berater bei meiner Arbeit. Wir sind ziemlich heftig aneinandergeraten, aber jetzt haben wir alles geklärt und er ist wirklich sehr nett. Vor allem hört er mir zu! Wie lange ist es her, dass mir ein Mann mal zugehört hat und wirklich Interesse an mir als Wesen gezeigt hat?

Er ist acht Jahre älter als ich, schaut gar nicht so schlecht aus, hat allerdings gerade seine Ehe vergeigt und lebt seit ein paar Monaten in Scheidung. Vielleicht verstehen wir uns deshalb so gut?

Er hat eine Tochter, die ist vier, das ist schon eigenartig. Aber egal, es tut gut, mal wieder ordentliche Gespräche zu führen.

Vor zwei Wochen war ich in der Küche im Sender und hab´ mir meinen Tee gemacht. Ich hab´ wohl ein bisschen fertig ausgesehen, ich weiß es nicht, aber Kotzen ist anstrengend und ab und zu gehen die Augenringe eben nicht so schnell weg. Na, jedenfalls kam Michael in die Küche und meinte so im Vorbeigehen: »Na, manchmal ist das Leben echt zum Kotzen, gell?« und hat mich so saudoof angegrinst.

Ich wusste erst mal gar nicht, was ich sagen sollte, weil ich mich so erwischt gefühlt habe. Aber später hab´ ich gemerkt, dass mich das total verletzt hat. Und ich war sauer. Bisher hab´ ich mir immer alles gefallen lassen und hab´ mich nie getraut, mal zu mir zu stehen, weil mir meine Sucht so peinlich ist. Aber warum auch immer, diesmal hatte ich genug, vielleicht war es auch nur der eine Tropfen, der das Fass

zum Überlaufen bringt. Also hab´ ich ihn später unten be-
sucht und ihm gesagt, dass ich mal mit ihm reden will. Wir
sind dann raus in den Hof und haben uns hingesetzt. Und
wir haben geredet. Ich hab´ ihm alles erzählt und er hat mir
von sich erzählt. Das erste richtig gute Gespräch seit lan-
gem.

Seitdem waren wir einmal was trinken und bei der Arbeit
stehen wir öfter beim Rauchen zusammen. Ich will nichts
von ihm, aber er ist ein super Freund, das kann ich im Mo-
ment mehr gebrauchen als das Andere.

07.07.2001

Wieder nichts von Thomas gehört, so langsam gewöhne ich
mich daran. Ich genieße es, wenn wir ab und zu mal zu-
sammen sind, ansonsten vergnüg´ ich mich anderweitig,
einfach nur, um mich abzulenken. Aber was anderes bleibt
mir ja auch nicht übrig, so fertig, wie ich bin, will mich ja
sowieso keiner. Wie sollte ich überhaupt eine Beziehung
führen? Ich kann mich keinem zumuten und ich muss zum
Fressen und Kotzen allein sein. Wie sollte ich das also an-
stellen? »Schatz, ich bin mal eben für zwei Stunden weg...«?

Ich kann nie mit jemandem zusammen in einer Wohnung
leben, also brauch´ ich mir auch nicht einzureden, dass ich
eine gute Beziehung haben könnte. Was mir bleibt, ist meine
Sucht, also mein Essen, meine Arbeit und Gelegenheitssex.
Von daher ist das mit Thomas und all den Anderen eigent-
lich genau richtig. Und wenn ich, wie heute, einen Durch-

hänger habe, leck ich meine Wunden allein auf meinem Sofa. Es wäre unfair, jemanden wie Michael dafür auszunutzen. Auch wenn er mir angeboten hat, jederzeit für mich da zu sein, ich bin selber für die Schei ... , die ich tue, verantwortlich. Ich weiß, was ich tue, ich bin ja kein Kind mehr. Und wenn es mir dann schlecht geht, brauch´ ich mich aber auch nicht zu beschweren. Ich hab´ es nicht verdient, dass sich noch jemand um mich kümmert. Ich hatte meine Chancen in der Klinik und mit netten Menschen, die mir helfen wollten, aber da wollte ich nicht. Jetzt muss ich eben schauen, wie ich allein klarkomme.

Ich bin dreiundzwanzig Jahre alt und schon jetzt hab´ ich vollkommen mit Liebe und Nähe abgeschlossen. Wenn mir niemand zu nahe kommt, dann kann mir auch nichts passieren. Dann bleib´ ich eben allein, dann redet mir wenigstens auch niemand dazwischen!

Am Wochenende war ich in der Disco und Thomas war auch da. Ich bin davon ausgegangen, dass er mich mit zu sich nimmt und habe ordentlich getrunken. Aber da kam seine Freundin, es ging nicht und da stand ich dann. Heimfahren war nicht mehr, also bin ich mit seinen Kumpels mitgefahren. Ich war so dicht, dass ich kaum die Treppe raufgekommen bin und bin gleich ins Bad, weil ich kotzen musste.

Die beiden haben das zwar mitbekommen, haben mich auch noch gefragt, ob es wieder geht und ob es etwas zum sauber machen gäbe. Trotzdem hat sie mein komatöser Zustand nicht davon abgehalten, sich gemeinsam an mir zu vergnü-

gen. *Was geht nur in solchen Männern vor? Ich meine, ich war komplett abgefüllt, hab´ mich kaum noch bewegt, aber sie fallen trotzdem über mich her? Wie nötig kann man es eigentlich haben? Ich bin dann früh mit der Straßenbahn zu meinem Auto gefahren und nach Hause. Ich hab´ mich dann bei Thomas beschwert, er war auch ziemlich sauer und hat mir versprochen, ein Hühnchen mit ihnen zu rupfen. Naja, so ist mein Leben gerade!*

In dem Jahr nach der Klinik habe ich einfach nur dichtgemacht. Ich war allein in einer fremden Stadt, hatte eine gute Arbeit, die mir den Halt gegeben hat, um nicht abzustürzen und habe mich auf jeden eingelassen, der gerade da war. Ich habe mit Männern geschlafen, die aussahen wie Thomas, mit welchen, die denselben Namen hatten oder mit seinen Kumpels, denen er meine Nummer gab. Mir war alles recht, Hauptsache, sie hatten irgendwie entfernt etwas mit ihm zu tun. Ich war wie gefangen in dieser Hingabe, ich war süchtig nach ihm

Hatte ich zuerst Thomas dafür benutzt, mich vom Fressen und Kotzen abzulenken, so war es jetzt genau anders herum. Ich fraß und kotzte aus Frust, weil er nicht bei mir war. Andererseits ertrug ich keine Nähe und konnte wegen meiner Essstörung mit niemandem zusammen sein … Und nun war ich so einsam, dass ich meine Sucht wieder brauchte, um die Traurigkeit und Leere meines Lebens zu füllen.

Jeden Tag nach der Arbeit bin ich erst einkaufen gegangen, nur ganz selten einmal habe ich es im Sommer geschafft, mich erst noch eine Stunde an den See zu legen, bevor ich dann heim bin. Das Schlimmste war, wenn ich nicht um ein Uhr fertig war. Ich hungerte ja nach wie vor den ganzen Tag, also von vier Uhr früh bis mittags um eins und war dann so gierig auf Essen, dass ich nur noch heim wollte.

Manchmal kam dann der CVD (Chef vom Dienst) noch mit der Bitte, ich solle noch einen Beitrag schneiden oder eine Anmoderation schreiben! Das war der pure Horror!

Montags war auch schlecht, ich hatte zusammen mit einem Kollegen die Kinosendung übernommen, was an sich einen Heidenspaß machte, weil wir relativ frei moderieren durften und die Sendung gestalten durften, wie wir wollten. Aber das war immer montags von 18 bis 20 Uhr. Das heißt, ich bin nach der Arbeit einkaufen gegangen und habe schon gleich die doppelte Menge gekauft. Dann heim, fressen und kotzen. Wenn es schnell und gut ging, blieb mir noch eine Stunde, bis ich wieder zur Arbeit musste. Zu kurz für einen weiteren Anfall, aber eigentlich auch zu lange, um einfach nur daheim rumzusitzen. Ich konnte nicht zu Hause auf meinem Sofa sitzen und nichts tun, das ging schon seit meinem Einzug nicht, nur wenn ich was aß, blieb ich ruhig. Also was tun?

Meistens baute ich noch einen Fressanfall und hatte dann totalen Stress, in die Redaktion zu kommen, an anderen Tagen bin ich eher losgefahren. Nur nicht untätig zu Hause sitzen! Dann musste es abends um acht nach der Sendung natürlich noch ein Fressanfall sein. Ich konnte nicht einfach heimgehen und ins Bett. Das hatte ich schon seit der Klinik nicht geschafft, davor in meiner ersten Wohnung auch nicht. Nach Hause kommen war gleichbedeutend mit Fressanfall. Also auch an diesen Abenden. Was bedeutete, dass ich erst um elf ins Bett kam. Meistens völlig geschafft und am Zittern und dann am nächsten Morgen wieder um vier raus und neun Stunden arbeiten.

Dazu muss man wissen, dass ich ein Mensch bin, der acht Stunden Schlaf braucht und der schon immer gerne und viel geschlafen hat. Also waren diese kurzen Nächte nicht sehr gut für mich. Aber das Schlimmste war eigentlich, dass es an diesen Montagen gleich dreimal zum Kotzen kam und jedes Mal hieß ja auch, mit der Angst zu leben, nicht alles rauszukriegen. Vor allem, wenn man unter Zeitdruck kotzen muss!

Da waren mir die anderen Tage lieber, auch wenn es schon mal zwei Uhr wurde, bis ich mit der Arbeit fertig wurde, ich hatte anschließend Zeit. Und da ich in der Stadt ja keine Leute kannte, gab es auch niemanden, der sich wunderte, was ich nach der Arbeit so trieb. Ich hatte nur immer beim Einkaufen das blöde Gefühl, dass es für die Kassiererinnen doch auffällig war, dass ich wirklich jeden Tag kam und diese Mengen, noch dazu immer das Gleiche, kaufte. Aber ich tröstete mich damit, dass bei der Menge der Kunden wirklich niemand auf mich achten würde. Und ich versuchte mich immer an anderen Kassen anzustellen.

Auf dem Heimweg futterte ich dann die erste, frische Laugenstange, weil ich es nicht mehr länger aushielt und während ich zu Hause den Plätzchenteig und die Fischstäbchen sowie die Kartoffeltaschen vorbereitete, aß ich noch zwei weitere. Ich machte es nach wie vor so, dass ich erst – als Grundlage sozusagen – Dinge aß, die zur Not auch drinbleiben konnten. Für mich ist eine Laugenstange ein gerade noch »gutes Lebensmittel« und ich redete mir gut zu, dass es nicht wirklich etwas ausmachen würde, wenn eine oder zwei davon im schlimmsten Fall drinblieben. Außerdem wusste ich dann beim Kotzen auch ganz genau, wann ich unten angekommen war. Auch gut war es, Tomaten oder rote Äpfel zu essen (wobei Äpfel durch die Säure dann auch ganz schnell echt widerlich werden zum Kotzen), weil man dann genau sehen konnte, dass man fertig mit Kotzen war, weil jetzt das Unterste raus war.

Danach habe ich mich in Ruhe auf mein Sofa gesetzt, den Fernseher angemacht und dabei noch gerätselt. Die zehn Brötchen nacheinander mit Frischkäse bestrichen und genüsslich und in aller Ruhe gegessen.

Ich liebe Essen und genieße es jedes Mal. Das war der schöne Teil an meiner Sucht. Sich vollzustopfen mit all dem leckeren Essen, das ich mir sonst nie im Leben gegönnt hätte. Nur Pizza war leider schwer zum Rauskriegen. Das habe ich in all den Jahren, in denen ich sogar kotzen konnte, ohne mir den Finger reinzuwürgen, nicht geschafft. Sehr schade eigentlich, weil ich Pizza liebe. Aber alles andere geht gut, ich habe da immer mal wieder abgewechselt, aber zu der Zeit war es monatelang immer das Gleiche.

Dann noch irgendwie aufstehen, zur Toilette wanken und übergehen zum anderen Besten an meiner Sucht: das Kotzen. Ich habe das in all den Jahren gleich empfunden: als eine Befreiung. Klar, im ersten Moment mal den gespannten Bauch entlasten. Aber all der Stress, der Ärger bei der Arbeit oder auch einfach nur die viele Arbeit, egal, all das, die Einsamkeit, der Ärger auf mich und die Welt kamen da mit raus. Und es ist nicht so wie beim normalen Kotzen, wenn die Magensäure schon alles halb verdaut hat. Nein, so kurz nach dem Essen ist das nicht so widerlich. Es ist einfach nur zerkleinertes Essen. Es kam meistens genau in den Schichten, wie ich es gegessen hatte, auch wieder raus. Manchmal ging es schnell, fünfzehn Minuten oder so, aber manchmal quälte ich mich eine Stunde ab, um auch noch das letzte Bisschen aus mir rauszukriegen. Das war dann weniger schön und so manches Mal habe ich mir überlegt, was denn sein würde, wenn ich jetzt und hier an Erbrochenem ersticken oder vor Anstrengung einen Herzinfarkt erleiden würde. Wer mich dann wohl finden würde ... und wie peinlich das wäre.

Aber wie gesagt, all diese Dinge hatte ich längst akzeptiert, das nahm ich in Kauf. Ich war einsam, abgebrüht und völlig hinter meiner selbsterrichteten Mauer begraben, mir war kaum noch etwas wirklich so peinlich, dass ich mein Verhalten hätte ändern wollen. Klar haben mich blöde Blicke oder Sprüche verletzt, aber all das kam in irgendeine Ecke meines Bewusstseins und wurde beim nächsten Mal Kotzen mit ausgespült.

Und dann kam Michael und klopfte so behutsam und langsam an meiner Mauer, bis er ein kleines Loch geschlagen hatte und irgendwann zu mir durchdrang. Einfach nur, weil er da war, mich nicht bedrängte, mich nicht be- oder verurteilte. Er hatte einfach nur Interesse an mir und an all meinen Seiten, meinen Facetten. Und er war da, wenn ich einsam war. Und ich ließ es zu ...

25.07.2001

Ich war heute bei Michael zu Hause – typische Single-Wohnung, wir haben geredet, sind ein bisschen spazieren gegangen und haben dann seine Tochter abgeholt. Seine Exfrau hat aus einer früheren Beziehung auch noch einen Sohn, der kam auch mit. Also hat Michael sozusagen zwei Kinder. Das ist für mich neu, einen Mann, der schon verheiratet war, mit zwei Kindern ... Aber da er ja nichts von mir will und ich nicht von ihm, ist das völlig okay. Irgendwie auch schön, so einen auf Familie zu machen. Zu viert auf einem Spielplatz zu sitzen, den Kindern zuzuschauen ... Und dann saßen wir auf dem Sofa und seine Tochter kommt rein und meint: »Papa, das wäre doch eine gute Frau für dich!

Ups, das war komisch. Aber Kinder sind halt ehrlich. Wir haben uns angeschaut und irgendwie ist dabei was passiert, ich kann immer noch nicht behaupten, dass ich verknallt wäre, aber ich bin gern mit ihm zusammen und er gern mit mir. Ach, warum kann ich mich nicht einfach mal in so einen netten Menschen verlieben? Müssen es denn immer solche Arschlöcher wie Thomas sein? Ich glaube ja schon, dass er was von mir will, aber er bedrängt mich nicht und das ist gut. Aber durch diesen Satz hab´ ich mir kurz vorgestellt, wie es wäre, tatsächlich mit Michael zusammen zu sein. Keine Ahnung, ich kann es nicht sagen. Aber irgend was ist da ...

11.09.2001

Oh mein Gott, die Welt geht unter! Oder jedenfalls bricht hier gerade die Hölle los. Ich sitze nach der Arbeit vor meinem Fernseher, beiß´ genüsslich in mein Brötchen, da meldet RTL eine Sondersendung. Ich hab´s erst überhaupt nicht begriffen, ich seh´ nur das World Trade Center und ein Flugzeug und es kracht da rein und man sieht Rauch, und alles ist in heller Aufregung ... Und dann kommt während der Live-Sendung das nächste Flugzeug angerauscht und knallt auch da rein. Es war so schrecklich, keiner weiß warum, wer oder was und ich muss nur an meinen Bruder in Amerika denken, ich erreich´ ihn nicht, ich krieg´ die Krise. Ich sitze hier ganz allein in meiner Bude und solche Dinge passieren! Das ist so unreal!!!

Später:

Michael war da! Ich war so fertig, und er hat das auch mitbekommen im Sender, weil da ja immer der Fernseher läuft und sie haben dort alle gemeinsam das Ganze verfolgt. Da hat er an mich gedacht und mich angerufen. Ich hab´ gemeint, nein, es ginge schon, aber er kam. Und ich war noch nicht fertig!!!

Ich war noch beim Essen, aber es war ihm egal! Ich hab´ ihn reingelassen, das Bedürfnis nach einem Freund war größer als meine Scham. Und dann bin ich schnell aufs Klo und er hat gewartet. Dann hat er mich einfach in den Arm genommen. Ich habe zwei Stunden geweint, ohne Unterbrechung. Da ist einfach alles rausgekommen. Ich hab´ mich ihm gezeigt, ich habe vor ihm gekotzt, ich habe meine verletzlichste Seite offenbart und er ist nicht davongelaufen!!! Ich hab´ ihm gezeigt, dass ich mich vorher geschnitten hatte, weil das Ganze so heftig für mich gewesen war, so unreal, dass ich einfach meinen Schmerz gebraucht habe, um zu spüren, dass ich noch da bin. Auch das hat ihn nicht verscheucht!

Er war einfach nur da und hat mich in den Arm genommen. Bis ich fertig war. Dann hab´ ich erzählt und erzählt, aber er meinte nur, ich brauche mich nicht zu rechtfertigen. Er würde mich mögen, genau so, wie ich sei. Dann hab´ ich auch von meinem Albträumen erzählt und er meinte, ich solle mein Handy neben das Bett legen und ich könne ihn jederzeit, auch mitten in der Nacht, anrufen, wenn ich wieder einen schlechten Traum hätte, er würde kommen. Ich wäre nicht allein, er wäre mein Freund und ich könne auf ihn zählen.

Irgendwann ist er dann gegangen und ich konnte schlafen. Gut, einen Fressanfall hab´ ich noch gebaut, aber danach hab´ ich geschlafen, mit Handy neben dem Bett. Es fühlt sich eigenartig an und ich habe eine Scheiß-Angst, dass er mich verletzt, dass er Dinge ausplaudert ...Aber jetzt ist es nun mal passiert, mal sehen wie das weitergeht.

12.09.2001

Bei der Arbeit war die Hölle los, schon bei der Morgensendung haben wir gearbeitet wie die Blöden, so viele besorgte Menschen haben im Sender angerufen und wollten wissen, was denn da in Amerika los ist, wie es nun weitergeht. Wir haben den ganzen Tag Sondersendungen laufen und zum ersten Mal spüre ich, dass ist tatsächlich eine wichtige Aufgabe habe. Menschen brauchen uns, damit wir sie beruhigen, sie informieren. Das ist das Highlight meiner Radiokarriere! Der Wahnsinn!

Michel war sehr lieb und er lässt mir meinen Raum. Er bedrängt mich nicht, wollte nur kurz wissen, wie es mir geht.

Ich bin mit ihm und den Marketingjungs zum McDonald's und hab' einen Salat gegessen. Immerhin!

15.09.2001

Die Lage hat sich etwas beruhigt, auch wenn ich immer noch Angst habe, dass solche Terroranschläge jetzt in Deutschland passieren. Immer neue Meldungen darüber sind im Umlauf, es ist das erste Mal, dass ich so ein Ereignis wirklich miterlebe. Irgendwann wird' ich mich an genau diese Zeit erinnern und sagen, ja, damals am 11. September, da war ich beim Radio, mit Michael und so weiter. Sonst ist es ja so, dass man solche Ereignisse aus Lehrbüchern hat, man in der Schule davon hört. Aber ich habe den Jahrtausendwechsel live erlebt und das jetzt auch. Ja, irgendwie steh' ich auf Katastrophen.

Meinem Bruder geht es gut, da ist die Aufregung natürlich größer, aber da er nicht in New York, sondern in New Jersey lebt, ist er nicht unmittelbar in Gefahr gewesen.

Heute Nacht hatte ich wieder meinen Albtraum und ich hab' mich getraut, Michael anzurufen.

Er ist auch rangegangen und wollte kommen, aber mir hat es schon gereicht, überhaupt seine Stimme zu hören. Ich glaube, so langsam hab' ich doch Gefühle für ihn. Aber es ist so anders als sonst. Es ist nicht dieses Schmetterlingsgefühl, dieses »völlig hin und weg« wie sonst. Es ist nicht rein sexuelle Anziehung, es ist komplett anders. Ich bin gern bei *ihm und ich fühl´ mich so sicher und geborgen bei ihm. Und er versteht mich. Er hat einen ganzen Tag nichts gegessen, nur um nachfühlen zu können, wie es mir damit geht. Dann hat er mir erzählt, dass er drei Tage hintereinander nicht geschlafen hat, aus dem gleichen Grund. Er will mich nicht verurteilen, sondern wirklich verstehen. Er meint, das geht am besten, wenn er dasselbe macht wie ich. Nur kotzen mag er nicht, weil er das so schrecklich hasst ... ist das nicht süß?*

18.09.2001

Ich hab´ Michael heute einen Brief geschrieben. Dass ich jetzt endlich auch kapiert habe, dass ich in ihn verliebt bin, dass dieses Gefühl für mich so neu ist, so anders als alles andere. Dass ich Angst davor habe, aber jetzt bereit bin, mich zu öffnen. Dass ich einfach bei ihm sein möchte und vor allem hab´ ich mich bei ihm bedankt, dass er mir die nötige Zeit gegeben hat und mich nicht bedrängt hat, damit ich selber drauf kommen konnte. Ich hab´ den Brief bei ihm eingeschmissen. Wünsch mir Glück!

Teil 6: Mein neues Leben beginnt

19.09.2001

Wir sind jetzt offiziell zusammen!

Michael hat mich gestern Nacht noch angerufen und hat sich so bedankt. Er meinte, er hat das die ganze Zeit nicht kapiert. Er konnte nicht schlafen, war total unruhig, aber wusste überhaupt nicht, was mit ihm los ist. Durch meinen Brief ist es ihm klar geworden, dass er sich in mich verliebt hat. Es war überhaupt nicht so, wie ich gedacht hatte, dass er es schon ganz lange weiß und nur auf mich wartet. Nein, er hat es durch mich erst kapiert. Und er hat sich so bedankt, dass ich den Mut hatte. Heute waren wir nach der Arbeit zusammen essen, ich bin dann heim, und er kam am Abend zu mir. Es ist so anders, so unbeholfen und fremd und doch so wunderschön. Ich kapier´s immer noch nicht, aber ich versuch´ jetzt einfach, alles auf mich zukommen zu lassen.

Ich kenn´ es so gar nicht. Michael hasst Spielchen, das war das Erste, über das wir geredet haben. Er meinte, wenn ich Lust habe, ihn anzurufen, dann soll ich das tun. Wir wären so was von über dem Punkt drüber, an dem man das »Drei-

tagewartennacheinemdate«-Spiel spielen muss. Er meinte,
seine Ehe hätte ihn genug Kraft gekostet, er will mich, weil
ich so wunderbar offen und ehrlich bin. Und dass er mich
liebt, auch wenn ich bis ans Ende unserer Tage fressen und
kotzen würde, das ist ihm egal. Ich soll einfach nur ich sein,
so wie jetzt. Wow ...

30.09.2001

Heute hat seine Tochter Geburtstag und ich durfte mit ihm
in den Kaufhof, um ein Geschenk auszusuchen. Ich kann das
einfach nicht fassen. Er will mich nicht nur für ´s Bett, nein,
ich soll mit, um seiner Tochter ein Geschenk zu kaufen. Als
ich dastand und er mich wirklich nach meiner Meinung
gefragt hat, da sind mir die Tränen gekommen.

Ich bin so fertig, so tief am Boden, ich kann einfach nicht
glauben, dass es da einen Menschen gibt, der ernsthaft an
meiner Meinung interessiert ist. Der mich in seinem Leben
haben will, der mich seinen Eltern vorstellt, mich in seine
Familie integriert, der mich anruft, wenn er es verspricht,
der mich als Menschen behandelt. Erst jetzt merke ich, wie
weit weg mein Selbstbewusstsein gelaufen ist. Wie dick die
Mauern sind, die ich mir gebaut habe, um meinen Schmerz
nicht zu spüren. Und wie klein, hilflos und verletzlich ich
hinter all der Maskerade wirklich bin.

Wie auch immer er das macht, Michael kommt da durch.
Wenn ich mich mit seinen Augen sehe, dann kann ich mich
ein kleines bisschen mögen. Wir haben ein großes Barbie-

Auto gekauft, allerdings kann ich nicht mit zu der Feier,
Michael meinte, er hätte mich sehr gerne mitgenommen,
aber seine Ex möchte das nicht. Ich versteh´ das, aber allein
die Tatsache, dass er überhaupt an so was denkt, ist wunder-
bar. Er hat ihr das Geschenk schon vorher im Sender mit mir
zusammen gegeben, weil er seiner Tochter von mir erzählt
hat. Es ist also wirklich ernst. Und die kleine, süße Maus hat
sich riesig gefreut. Für sie ist es total okay, dass ich da bin!

Es war, als wären wir schon ewig ein Paar. Schon nach
drei Wochen, also Mitte Oktober, bin ich zu Michael in
seine Wohnung gezogen. Durch unsere unterschiedli-
chen Arbeitszeiten hätten wir uns sonst kaum sehen
können. Aber wir wollten uns sehen, es war so einfach,
so unkompliziert, alle Bedenken, die ich hatte, schob er
zur Seite, ich hängte mich einfach an ihn und genoss
die Tatsache, dass ich nicht mehr alleine war. Während
er nachmittags bei der Arbeit war, fraß und kotzte ich
und bis er abends kam, war ich fertig, wir kuschelten
und ich bin früh dann einfach vor ihm aufgestanden
und zur Arbeit.

Vor ihm musste ich mich nicht verstecken, es war für
ihn völlig selbstverständlich, dass ich Fressanfälle hatte. Manchmal hat er mir nach der Arbeit noch was vom
McDonald mitgebracht und ich legte noch eine zweite
Runde ein. Er aß normal sein Essen und ich saß daneben und futterte meins. Wenn ich beim Kotzen länger
brauchte, hat er immer an die Badetür geklopft und
gefragt, ob es mir gutgeht.

Genau diese Lockerheit, mit der ganzen Thematik umzugehen, die Tatsache, dass ich nicht mehr heimlich fressen und kotzen musste, half mir ganz langsam, dass es mir immer besser ging. Michael meinte, egal wo wir sind, wenn ich meinen Drang hätte und heim wolle, er würde mit mir gehen. Also, egal welche Ängste ich hatte, was auch immer mir im Kopf für komische Ideen herumgeisterten, mit ihm konnte ich über alles reden.

Aber ich fühlte mich dabei nicht wie eine Kranke, die so von oben herab beurteilt und verurteilt wird. Nein, er hatte ein solches Interesse an mir und der ganzen Geschichte, wie gesagt, er hatte ja schon einmal extra mit mir gehungert, nur um wirklich verstehen zu können, was ich da tat. Wenn ich meine Durchhänger hatte, mich schuldig fühlte wegen dem, was ich tat, dann meinte er immer nur, ich solle das lassen, all das wäre ein Teil von mir, würde mich ausmachen und genau darum würde er mich lieben.

Wenn ich mich schon nicht selber lieben konnte, klappte es wenigstens, dass ich es zuließ, dass ich geliebt wurde, auch wenn ich ihn immer wieder wegstieß, weil zu viel Nähe für mich unerträglich war und ist, dafür gab es eben auch die Momente, in denen ich ihn umso mehr brauchte und mich so bei ihm fallen ließ, wie es sonst kaum einer tut. Das Auf und Ab meiner Stimmungen machte es für ihn bestimmt nicht einfach, aber ich glaube, dadurch, dass es ihm nach der Scheidung und dem Ruin seiner Firma gerade selber nicht gut ging, war es für ihn ein schönes Gefühl, so gebraucht zu werden.

Wir konnten uns gegenseitig so viel helfen und wir waren und sind es nach wie vor, einfach Seelenverwandte. Niemand, weder meine Eltern, noch seine, weder meine Freunde, noch seine haben geglaubt, dass das mit uns klappt und als er mir nach nur drei Monaten den Heiratsantrag gemacht hat und ich auch noch gleich darauf schwanger wurde, haben, glaube ich, alle um uns herum nur mit dem Kopf geschüttelt und uns aufgegeben. Aber ich habe schon so lange nach dem Motto gelebt: »Ist der Ruf erst ruiniert, lebt sich´s völlig ungeniert«, dass mir das völlig egal war. Zum ersten Mal fühlte ich einfach nur, blendete diesen dämlichen Verstand einfach aus. Und da ich schon immer entweder alles oder nichts gelebt hatte, war es für mich einfach, alles auf eine Karte zu setzten.

25.12.2001

Ich bin verlobt!!!

Wir waren gestern bei seinen Eltern zum Weihnachtsessen, danach sind wir so schnell wie möglich heim, weil ich ja ganz schnell fressen und kotzen wollte. Ich hab´ mir gleich den Jogginganzug angezogen und meine Brötchen in den Ofen getan, da meinte Michael, ich solle mich doch bitte mal kurz hinsetzen. Und dann hat er mir den Ring gegeben und mich gefragt! Natürlich will ich!!! Es ist wie ein Traum, vor einem Jahr war ich völlig allein und jetzt heirate ich!

Ich hab´ heute in der Sendung, weil ich am Feiertag mal wieder ran musste, nur für ihn unser Lied gespielt. Jeder, der heute Radio gehört hat, weiß jetzt, was ich zu Weihnachten bekommen habe. Ich hab´ einfach on air gesagt, dass mein Geschenk diese Jahr das Beste war, das ich mir wünschen konnte, dann hab´ ich mich vor allen Hörern nur an ihn gewandt und mich bei ihm bedankt. Ich hab´ erzählt, wie glücklich er mich macht. Und dann hab´ ich unser Lied von Ben King gespielt: »Stand by me«!

Ich hatte ihm vorher gesagt, dass er ab drei Uhr Radio hören soll, also hat er es gehört. Und ich hab´ damit einen Volltreffer gelandet.

Er war absolut glücklich. Dann sind wir zu seinen Eltern, er hat es ihnen erzählt und hat ihnen die ganze Geschichte vorgespielt. Ich muss sagen, meine zukünftigen Schwiegereltern sind prima! Sie kennen mich ja kaum und ihr Sohn hat gerade erst eine Ehe in den Sand gesetzt, sie können ja nicht wissen, dass wir beide einfach zusammengehören. Sie haben mich ganz lieb empfangen. Das war super nett.

10.01.2001

Ich bin schwanger!!!

Wir waren auf einer Tagung von der Arbeit aus und haben im Steigenberger-Hotel gewohnt. Also ist mein Baby in einer Edelsuite gezeugt worden!!!

Es war nicht unbedingt geplant, aber gewünscht habe ich es mir schon.

Ich hatte schon so eine Idee letzte Woche, Michael war abends arbeiten. Da hab´ ich einen Test gemacht und er war positiv. Das waren ein Schock und ein Glück zugleich. Ich habe keine Ahnung, was da auf mich zukommt. Ich habe Angst, dass ich dem Baby schade mit meiner Kotzerei – aber ich weiß, dass Michael da ist und dass es das Richtige ist. Ich hab´ ihm dann geschrieben, dass er bitte heimkommen soll. Er fragte, was los ist, ob ich meine Tage hätte oder was sonst, da hab´ ich gemeint, damit hätte es was zu tun, aber ich möchte nicht per SMS darüber reden. Und er ist sofort heimgekommen, an dieses Versprechen hat er sich immer gehalten. Ich hab´ ihn mit einem Glas Sekt empfangen und ihm den Test unter die Nase gehalten. Und verdammt, ja, er hat sich gefreut!!! Einfach nur gefreut. Dann sind wir zu einer Nachtapotheke gefahren, weil er noch einen Test machen wollte. Auch der war positiv! Morgen gehe ich zu einem Frauenarzt, ich bin so aufgeregt!!!

Es war eigentlich ein kleines Wunder, dass ich tatsächlich mit 44 Kilo, die ich zu der Zeit nur noch wog und in der körperlich so angeschlagenen Verfassung schwanger geworden bin, aber der Arzt bestätigte meinen Zustand und ab da gingen dann auch die typischen Symptome los. Wir waren überglücklich, meine Schwiegereltern haben sich wirklich für uns gefreut, meine Mutter leider nicht, sie weinte, als ich ihr von ihrem ersten Enkelkind erzählte. Wahrscheinlich hatte sie einfach nur Angst um mich, so ganz verstanden habe ich es nicht, aber zu der Zeit war unser Verhältnis auch nicht das Beste. Dass ich nach nur drei Monaten Beziehung schon verlobt und schwanger war, ist, glaube, ich für keine Eltern einfach.

Mir ging es dann allerdings ziemlich schlecht, die Morgenübelkeit breitete sich auf den ganzen Tag aus und mein Arzt meinte dann im zweiten Monat, ich solle zum Wohle meines Kindes nicht mehr zur Arbeit gehen. Und das war gut für mich! Ich bekam nach all den Jahren der Hektik, dem psychischen Druck und Stress, endlich eine Auszeit. Eine berechtigte Auszeit! Nicht, weil ich mal wieder krank war, sondern einfach nur, weil ich ein Kind bekommen würde, etwas ganz Normales!

Im dritten Monat ging es mir so schlecht, dass ich ins Krankenhaus kam. Ich war mit 36 Grad Körpertemperatur völlig unterkühlt und nach wie vor mit 44 Kilo körperlich so am Ende, dass ich tagelang Infusionen bekam. Schwangerschaftsvergiftung nannte man das, ich glaube, mein Körper hat einfach keine Kraft mehr gehabt. Und so lag ich vier Wochen in der Klinik, um mich herum Frauen mit dicken Bäuchen, es war alles so irreal!

Vor einem halben Jahr noch war ich in Diskotheken herumgeflogen und jetzt wurde ich Mama? Aber andererseits bin ich nun mal genau so. Ich grübele wegen jedem Schwachsinn endlos lange herum, aber bei Dingen, wo andere sich Sorgen und Gedanken machen, da springe ich einfach ins kalte Wasser. Eine so wichtige Entscheidung, wie die Verantwortung für ein Kind zu übernehmen, das war für mich ganz einfach, das konnte und wollte ich einfach so auf mich zukommen lassen. Aber etwas so Einfaches wie die Frage, ob und was ich heute Mittag essen könnte, das brachte mich nach wie vor völlig aus dem Konzept.

Das ist wohl ein Teil der Borderline-Erkrankung, aber ich möchte diese Art an mir niemals eintauschen. Wie schon erwähnt, gab mir dieser Teil der Krankheit auch oft die Kraft, im Leben weiterzugehen und mich nicht vor dem Leben zu verstecken. Damals hatte ich es noch nicht mal geschafft, mich um meine kleine Katze zu kümmern und nun gleich Familie und ein Baby! Aber es lag auch an Michael. Er gab mir die Kraft, die Zuversicht, dass ich das schaffen würde und könnte. Außerdem hatte er ja schon ein Kind, er war auch schon bei einer Geburt dabei gewesen und das gab mir Ruhe, weil ich ja wusste, dass mein Mann auf jeden Fall wusste, auf was er sich da einließ. Und ich vertraute ihm voll und ganz. Ich wollte ihm auch vertrauen, es fühlte sich alles mit ihm so viel besser an, als die Einsamkeit und das ständige Gefühl des eigenen Versagens.

Wie sehr ich wirklich in der Sucht steckte, merkte ich nun erst richtig. Die letzte Zeit hatte ich nicht mehr darüber nachgedacht, hatte meine Bulimie einfach Macht über mich haben lassen, weil es mir um meinetwillen egal war. Aber jetzt war ich schwanger, ein kleines Wesen wuchs da in mir heran und ich hatte schon ohne Probleme das Rauchen aufgegeben, obwohl Michael und ich zu der Zeit mindestens jeder eine Schachtel am Tag geraucht hatten. Aber das schaffte ich, für mein Baby. Aber Fressen und Kotzen hatten mich nach wie vor im Griff. Und ich hasste mich dafür!

Ich konnte es einfach nicht verstehen, wie ich selbst jetzt, wo ich bei jedem Mal die Gesundheit meines Kindes aufs Spiel setzte, nicht damit aufhören konnte. Mein Arzt beruhigte mich, nach dem dritten Monat und der Zeit im Krankenhaus waren meine Werte wieder ganz gut und ich hatte auch ein bisschen zugenommen.

Er meinte, so schlimm sei das nicht, schließlich würden einige Frauen wegen Schwangerschaftsübelkeit bis zum Ende der Schwangerschaft kotzen. Solange ich zusätzlich Essen zu mir nahm, was auch drinnen bleiben würde, damit das Baby genug Nährstoffe bekam, solle ich mich nicht so verrückt machen.

Auch Michael hat mir immer wieder geholfen, mich aufgebaut und mich unterstützt. Es war ja auch sein

Kind, das ich da gefährdete und trotzdem hat er immer hinter mir gestanden. Er brachte mir sogar Essen von McDonalds ins Krankenhaus, damit ich meinen Fressanfall machen konnte, während er mir von der Redaktion und seinem Arbeitstag erzählte! Außerdem meinte er, ich solle aufhören, mich so verrückt zu machen. Eine gestresste und verunsicherte Mama wäre so viel schlimmer für das Kind.

Also gab ich mir alle Mühe, mich nach dem Kotzen nicht fertig zu machen und außer dem Fressanfall trotzdem zu essen. So richtig gut ging es mir allerdings erst, als ich Ende des vierten Monats erfahren habe, dass ich einen Sohn bekommen würde. Warum mir das so wichtig war, keine Ahnung. Vielleicht war die Angst vor einem Mädchen, das dann wie ich an Essstörung leiden würde wegen meiner Fehler, einfach zu groß. Aber in dem Moment fielen alle Sorgen von mir ab. Ich sollte einen Jungen bekommen und er wuchs prächtig.

Es fiel mir so viel leichter als erwartet, die zunehmende Körperfülle zu ertragen, ja, ich liebte es. Für mich war ganz klar, ich war schwanger und darum durfte ich dick werden. Ich gab mir selber die Erlaubnis und bis Ende der Schwangerschaft hatte ich 28 Kilo zugenommen! Ab dem Moment, als ich meinen Sohn auf dem Ultraschallbild sehen konnte, war ich wie ausgewechselt. Klar hatten wir zu Hause auch mal ordentlich Streit, meine Hormone waren außer Rand und Band, aber Michael kannte das und er ist ein super Streitpartner. Wir können uns anschreien, dass die Wände wackeln und wenn es vorbei ist, dann ist es auch wirklich vorbei. Das war neu für mich, ich war gewohnt, alles endlos zu hinterfragen und auszudiskutieren – aber Michael brachte mir bei, dass Streit einfach Streit ist und nichts mit unserer Liebe füreinander zu tun hat.

Dann machten wir Nägel mit Köpfen. Als klar wurde, dass ich nicht mehr zur Arbeit zurückkehren würde – mein Arzt schrieb mich Monat für Monat krank, weil er wusste, dass ich diese Ruhe brauchte – wurden sie beim Sender ziemlich unfair. Also sagte ich recht klar, dass ich auch danach nicht mehr kommen würde und Michael suchte sich einen neuen Job.

Ich wollte sowieso aus der kleinen Single-Wohnung raus, so fügte sich alles perfekt.

Ich hatte mir schon immer einen Hund gewünscht, meine Eltern hatten das aber nie erlaubt (wir waren eine Katzen-Familie) und jetzt, wo ich den ganzen Tag zu Hause war, versuchte ich es noch mal, meinen Wunsch anzubringen.

So bekam ich meine Labrador-Hündin Chessie.

15.04. 2002

Gestern haben wir Chessie abgeholt. Sie ist so süß!! Ein kleines, schwarzes Fellknäuel, sechzehn Wochen alt. Jetzt hab´ ich endlich was zu tun, wenn ich den ganzen Tag hier zu Hause bin.

17.04. 2002

Der Vermieter ist sauer, er will keine Hunde in seinem Haus. Aber das ist mir nur Recht, ich will eh nicht hierbleiben, zum Einen wohnt Michaels Ex nur ein paar Häuser weiter, zum Anderen ist die Wohnung viel zu klein für eine Familie. Jetzt bin ich noch in der Lage umzuziehen, wenn mein Bauch so weiter wächst, dann kann ich keine Kisten mehr schleppen.

Da wird noch so einiges auf uns zukommen.

Mein Bruder heiratet!!! Und ich kann nicht mehr fliegen, weil ich zu dem Zeitpunkt fast im siebten Monat bin und mir mein Arzt das verboten hat! Ach, ich hab´ ihn so lieb und vermisse ihn. Aber es ist schön zu sehen, dass wir beide jetzt endlich unser Glück gefunden haben!

20.04.2002

Ja, so schnell kann es gehen. Michael hat ein Jobangebot von einem anderen Radiosender, auch in einer anderen Stadt, aber das ist gut so. Weg von meiner Heimat, weg von seiner

Heimat, wir fangen gemeinsam ein neues Leben an, nur wir mit unserer kleinen Familie. Irgendwie schon eigenartig, wie ich es schaffe, dass alles so genau nach meinen Wünschen läuft. Wenn ich schon mal weiß, was ich mir wünsche!!!

Morgen fahren wir zu dem neuen Sender und wir gehen auf Häusersuche.

25.04.2002

Wir haben ein Häuschen gefunden. Der Sender hat es on air gebracht, dass sie für einen Mitarbeiter eine Wohnung suchen und es kamen ein paar Angebote.

Um es kurz zu machen, wir haben zwanzig Kilometer weg von der Arbeit mitten auf dem Land unser neues Zuhause. Das Haus ist nicht sehr neu oder gut in Schuss, aber wir haben ein ganzes Haus nur für uns!!! Niemand, der sich beschwert, weil der Kinderwagen im Weg steht oder der Hund dreckige Pfotenabdrücke hinterlässt, keiner der sich über schon bald kommendes Babygeschrei aufregt, zwei Etagen und eine Menge Platz nur für uns. Und einen Hof mit Garten gibt 's auch noch dazu!!! Dort kann mein Baby aufwachsen und ich komme endlich raus aus der Stadt, mit all dem Stress, den Verpflichtungen, der Hektik. Wir haben auf dem Weg zu dem Haus nicht einmal an einer Ampel halten müssen, es gibt keine Parkplatzprobleme, keine lauten Autos, nur Ruhe und Landluft! Ein kompletter Neuanfang!

Vor zwei Wochen habe ich alle Telefonnummern auf meinem Handy gelöscht, die von irgendwelchen Männern stammen. Beim Umzug werde ich dann alles, was mich irgendwie an meine Vergangenheit erinnert, entsorgen. So eine Chance bekommt man nur ganz selten und dass ich einen Mann gefunden habe, der da nicht nur mitmacht, sondern komischerweise - oder sagen wir lieber wunderbarerweise - sich immer wieder freut, dass ich mit meiner Art ihn vorantreibe in neuen Dingen, die er sich alleine auch nie getraut hätte, er aber, wenn ich ihn mitziehe, einfach nur glücklich ist.

Ich glaube nämlich, dass es auch für ihn das Beste ist, was ihm passieren kann, wenn er nach den letzten Jahren, nach dem Scheitern im Job und seiner Ehe, jetzt da mal einen Tapetenwechsel bekommt. Sonst bleibt er ewig in den Fängen seiner Ex und seiner Eltern. Sich eine Wohnung zu suchen, direkt neben der Ex, das kann nicht gutgehen. Ja, er hat es für seine Tochter getan, aber irgendwie wirkt das alles nach völliger Selbstaufgabe. Er hat halt getan, was er glaubte, tun zu müssen, weil es das Beste für alle anderen ist. Woher kenn´ ich das nur?

Und jetzt haben wir beiden Wracks uns gefunden und geben uns gegenseitig Halt. Er zieht offiziell um, weil ich mir das wünsche und ist überglücklich, jetzt neu anfangen zu können in einer völlig anderen Umgebung. Und so kommt er wieder zu sich, zu dem, was er möchte. Seine Tochter kommt jedes zweite Wochenende zu uns, ist halt ein bisschen Fahrerei, aber egal, dafür haben wir ansonsten jetzt ein bisschen Abstand, den wir beide brauchen. Und seine Ex muss jetzt

auch lernen, dass sie nicht mehr der Mittelpunkt seines Le-
bens ist und er jetzt nicht mehr nach ihrer Pfeife tanzt. Ja,
ich bin eifersüchtig!

Wir werden am 01.06. einziehen!!! Ich bin so aufgeregt! Ich
liebe es, wenn es etwas zu tun gibt. Mum will mir helfen bei
der Grundreinigung des Hauses und vorher müssen wir
noch ein bisschen streichen und Möbel kaufen. Zum Glück
hat meine Oma mir in all den Jahren einen ordentlichen
Batzen an Geld zusammengespart, den ich genau dafür jetzt
super gebrauchen kann.

Möbel aussuchen, Kinderzimmer planen, neues Haus, neue
Arbeit ... Und meinem Baby geht es gut!

Auch wenn ich fress´ und kotz´, es ist immer mehr eine Ne-
bensache! So langsam fülle ich mein »Regal« mit anderen
Dingen. Ich hab´ es jetzt schon zwei Mal geschafft, mehrere
Tage nicht zu kotzen!!! Weil es mir gut geht, weil andere
Dinge so viel wichtiger sind. Aber wenn ich dann wieder
kotze, dann ist es auch nicht schlimm, dann ist Michael da
und baut mich wieder auf.

Ich will mich gar nicht zu viel freuen, denn sonst kommt
wieder das Heulen und das Tief. Aber egal, ich bin schwan-
ger, da ist das normal...

Im Nachhinein kann ich nur sagen, dass es glückli-
cherweise genau mein krankes Verhalten war, das mir
in dieser Zeit den Mut gegeben hat, einfach alles so zu

tun, diese Veränderungen herbeizuführen. Weil ich durch meine Bulimie schon lange verlernt hatte, auf Konsequenzen zu achten. Ich hatte zu viel gegessen? Na und, dann kotze ich es eben wieder aus. Wieder ein anderer Mann? Na und, Telefon aus und Augen zu, dann passiert auch nichts. Ich war völlig verantwortungslos und lebte von einem Tag zum nächsten, mehr konnte ich mit meiner Psyche und meinem Verhalten eh nicht tun. Ich hatte jahrelang gelernt, nicht auf eine Zukunft zu hoffen. So konnte ich auch eigentlich ganz einfach alle diese neuen Dinge in mein Leben holen, weil ich nicht darüber nachdachte, was es für mein Leben heißen würde.

Ich tat es einfach, weil alles besser war als das davor. Und genau das half mir, mich Schritt für Schritt weiterzuentwickeln. Michael war derjenige, der für uns beide die Verantwortung übernahm und ich vertraute ihm völlig. Ich bin einfach ins kalte Wasser gesprungen, wie das so meine Art war. Ich würde dann später schon sehen, was daraus werden würde. Und ich hatte Glück, weil es diesmal das Richtige war! Wo jeder normale Mensch langsam gemacht hätte, mit Vorsicht an die Sachen herangegangen wäre, lief ich einfach darauf zu! Und packt es an. Und setzte meinen Dickschädel durch. Weil es sich endlich richtig anfühlte.

Wir waren erst so kurz zusammen, aber wir machten es gleich richtig. Andere Pärchen warten Jahre ab, bis sie zusammenziehen oder über Kinder nachdenken –

ich nicht, ich war und bin ein ungeduldiger Mensch. Wenn ich etwas will, dann gleich und richtig. Sei es Hungern, Fressen, Abnehmen oder sonst etwas. Und so zogen wir gleich zusammen, verlobten uns und bekamen ein Baby – und es war so richtig! Obwohl ich, was meine Wahrnehmungen anging, so durcheinander war, schon seit Ewigkeiten mir selber nicht mehr vertraute, schob ich alle Bedenken zur Seite und hörte nur auf meinen Bauch. Irgendwie ging dieses Gefühl tiefer als das, was ich sonst immer spürte, wonach ich sonst immer handelte und was meistens falsch war. Zum Glück habe ich bei all den Fehlschlägen nie ganz aufgegeben, auf mein Innerstes zu hören. Sonst hätte ich diese Chance vielleicht nie ergriffen!

Ich hatte auch gelernt, nicht auf Andere zu hören, was bestimmt nicht immer richtig ist und war. Aber jetzt half mir auch dieses, mich Abzugrenzen gegen Andere, mein Ding durchzuziehen. Und mein Mann gab mir den Raum dafür, steckte die Grenzen nach außen hin ab und befreite sich gleichzeitig auch noch von seinem Ballast.

Jedes Mal, wenn ich meine Durchhänger hatte, redete er mir gut zu. Er sagte immer zu mir, dass ich gar nicht scheiße sein könnte, denn das hieße ja, dass er Scheiße liebte und das würde er nie tun. So lernte ich, mich zu lieben, indem ich durch seine Augen sah. Für ihn war es auch leichter, mit mir umzugehen und meine Krankheit zu ertragen, da er sich nie die Schuld dafür geben musste. Er war in mein Leben getreten, als ich ganz am Boden war, für ihn gab es nie die Frage, ob er mich beeinflusst hatte oder Schuld an meiner Störung trug. Da hatte er meinen Eltern einiges voraus, denn für Eltern, die einen erzogen hatten, blieb und bleibt ja immer die Frage offen, was ihr Anteil an so einer Krankheit ist. Für Michael galt das nicht, so konnte er ganz ungezwungen mit mir umgehen. Und das tat er auch.

Genauso wenig, wie die Magersucht damals mit einem Mal plötzlich da war, ging meine Bulimie jetzt mit einem Schlag. Aber all das, was in diesem Jahr, seit ich Michael kennengelernt hatte, passierte, waren Schritte in die richtige Richtung.

Die Tatsache, dass es da plötzlich jemanden in meinem Leben gab, der mich bedingungslos liebte und zwar mit all meinen Fehlern, der MICH sah und nicht meine Maske. Die Schwangerschaft, der Umzug in eine neue Umgebung und nicht nur in eine kleine Wohnung, sondern gleich in ein Haus, all das war für mich Schritt für Schritt Sicherheit, Geborgenheit und eine Basis, mit der ich mich langsam aus dem Sumpf befreite. Und dann kam mein Sohn und machte mein Glück perfekt. Ich hatte eine eigene, kleine Familie, mit Hund und allem, was dazu gehörte. Innerhalb eines Jahres hatte ich mich um 180 Grad gedreht.

Ich musste mich nicht mehr jeden Tag schminken oder dem Konkurrenzdruck mit anderen Frauen standhalten. Hier auf dem Land konnte ich im Jogginganzug zum Einkaufen gehen, im Dorf selber waren definitiv alle Frauen älter oder zumindest kräftiger als ich, aber es war vor allem diese wunderbare Ruhe, dieses Gefühl, dass ich mich endlich nicht mehr messen musste, keine Leistung mehr bringen musste und die neue Rolle als Ehefrau und Mutter, die mir so gut tat, dass ich es endlich schaffte, ganz mit dem Fressen und Kotzen aufzuhören.

10.10.2002

Ich war heute beim Frauenarzt, er meinte, bald wäre es soweit. Ich hatte ein bisschen Sorge, dass Leon ein bisschen zu groß für mich sein könnte, um ihn auf normalem Wege zur Welt zu bringen, aber der Arzt meinte, es wäre alles im Durchschnitt und ich solle mir keine Sorgen machen. Das ist schön, ich will keinen Kaiserschnitt! Ich habe ja auch keinen Geburtsvorbereitungskurs gemacht, weil ich denke, das ist das Natürlichste der Welt, das schaff' ich auch ohne Hechelei zu üben.

Ich bin total aufgeregt, jeder erzählt was anderes von der Geburt, mal sehen, wie ich das schaffe.

Ich wiege mittlerweile 72 Kilo und rolle nur noch durch die Gegend. Aber mein Bauch ist wunderschön, so typisch für einen Jungen, nur nach vorne, fast einen Meter Bauchum-

fang hab´ ich und kann meine Füße nicht mehr sehen. Aber ich genieße das! Meine Brust ist riesig, wenn das nur so bleiben würde!!!

Aber so langsam wird es auch anstrengend, ich habe Krämpfe in den Beinen, das Schlafen ist lästig, weil ich nicht weiß, wie ich mich hinlegen soll. Ich will jetzt endlich, dass mein Kleiner da rauskommt. Lustig ist es, wenn Leon Schluckauf hat, dann wackelt mein ganzer Körper mit. Oder wenn er sich umdreht und ich sehen kann, wie sein Fuß von einer Seite zur anderen wandert. Es ist so Wahnsinn, einen kleinen Körper in sich zu tragen und jetzt, wo alles bereit ist, will ich ihn endlich sehen!

15.10.2002

Er ist da! 4300 Gramm, 54 Zentimeter, ein Prachtkerl!!!

Ich war schon einen Abend vorher im Krankenhaus, aber es war falscher Alarm. Sie haben mich trotzdem dabehalten und mir versprochen, ihn am nächsten Tag rauszuholen. Ich war erst etwas enttäuscht, aber gut, also am 12.10. sollte es sein. Mittags kam die Schwester und hat mich in den Kreißsaal gebracht, dann haben sie wirklich alles getan, um die Geburt einzuleiten. Badewanne zum Entspannen, Einlauf, Wehentropf... Aber irgendwie hatte ich zwar Wehen, aber nicht stark genug. Ich hab´ auch kaum was gemerkt, ich war von den Medikamenten im Wehentropf so zugedröhnt, ich musste ständig lachen. Michael meinte immer: »Mensch, du hast doch Wehen, warum lachst du?« Aber dann haben sie nach

Stunden des Wartens doch die Fruchtblase aufgemacht und dann spürte ich, was Wehen sind. Meine Herren, das tut echt weh!

Das Schlimme ist, dass du genau weißt, dass du keine andere Wahl hast, als da durchzugehen. Du kannst nicht einfach weggehen und sagen: »Tschüss, das war ´s, ich mag nicht mehr ...«

Der Anästhesist hat mir dann eine PDA gelegt, was ziemlich scheiße ist so zwischen zwei Wehen und geholfen hat es auch nichts. Hinterher hat er sich sogar bei mir entschuldigt, er meinte, das hätte wohl nicht funktioniert, er hätte mich schreien hören ...

Naja, wenn man zum ersten Mal ein Kind kriegt, weiß man das ja alles nicht, du vertraust einfach darauf, dass die Leute dort schon alles im Griff haben. Irgendwann waren die Wehen so schmerzhaft und ich hab´ nur noch geschrien, das hat geholfen. Dann meinte der Arzt, der Kopf ist da, dann war Leon da!

Ich habe während der ganzen Schwangerschaft nie wirklich einen Bezug zu dem kleinen Wesen in mir aufbauen können. Ich habe zwar die Bewegungen des Körpers gespürt, aber es war unbelebt, als wenn da noch kein Wesen drinnen ist. Als der Körper dann draußen war, hat es noch zwei Minuten gedauert. Klingt vielleicht komisch, aber es fühlte sich an, als hätte Leon abgewartet. Er wollte erst sehen, ob ich das auch hinbekomme und ob er denn auch wirklich zu mir will. Die zwei Minuten waren echt schrecklich. Da presst du wie verrückt, bist völlig fertig und dann schreit dein Baby nicht. Sie haben ihn auf den Kopf gedreht, eine Kinderärztin wurde gerufen, aber dann plötzlich hat er sich gemeldet. Zwar nur ganz leise, aber dann war er da. Und dieser Moment, als mein Leon sich entschieden hat, Teil unserer kleinen Familie zu sein, das war unbeschreiblich. Dass er wirklich trotz allem zu mir wollte, mich als seine Mami ausgesucht hat, dieses Gefühl ist nicht zu übertreffen!

Dann hab´ ich ihn bekommen, er lag auf mir und ich war einfach nur glücklich. Ich bin seit drei Tagen dauerglücklich! Die Schmerzen sind wie weg, ich könnte das gleich nochmal tun. Leon ist gesund, mehr als wohlgenährt, ich habe dieses Wunder tatsächlich vollbracht! 4300 Gramm, der Arzt war völlig erstaunt, zumal sie alle vorher noch gemeint hatten, er wäre nicht so groß, ich solle mir keine Gedanken machen. Und dann meinte der Arzt, wenn er es nicht gerade selber gesehen hätte, er würde nicht glauben, dass ich zartes Persönchen so einen Prachtkerl geboren hätte. Ja, da war ich erst recht stolz! Trotz meiner Sucht, meinen Problemen, hab´ ich das wirklich geschafft!!!

Heute Nachmittag geht's nach Hause ...

Jahrelang hatte ich meinen Körper gehasst, ihn fertiggemacht, ihn ausgehungert oder abgefüllt, mit Füßen getreten und selber verletzt – und jetzt vollbrachte er solch ein Wunder. Die Geburt von meinem Sohn Leon war das letzte Puzzelsteinchen, das ich noch brauchte, um endlich mit den Fressanfällen und der Selbstver-stümmelung aufzuhören. Ich hatte mich mit meinem Körper versöhnt. Ich hasste ihn nicht mehr – wie denn auch, er hatte mir mein absolutes Glück beschert.

Das Haupterlebnis war direkt bei der Geburt gewesen, als die Schmerzen so übermächtig waren und ich mich so hilflos gefühlt hatte. Ich lag da, gebeutelt von Schmerzen und Angst und hatte keine Ahnung, was zu tun war. Da half keine Kontrolle, kein Nachdenken, kein Taktieren ... Ich war mit meinem Latein am Ende. Dann habe ich es geschafft – ungefähr vor der drittletz-ten Wehe – einfach loszulassen.

Ich habe meinen Körper endlich in Ruhe gelassen und ihm die Kontrolle überlassen, mich dem natürlichsten Trieb einer Frau einfach ausgeliefert und habe mich aus dem Spiel ausgeklinkt. Während der letzten Phase der Geburt habe ich nur zugeschaut, es war wirklich so, dass ich hinter mir stand, von außen meinen Kör-per habe sehen können und einfach nur zugeschaut habe, wie Leon auf die Welt kam.

Dieses sich aus dem Körper Herauslösen und Abgeben von Kontrolle war für mich ein so einschneidendes Gefühl, so überwältigend, dass ich noch Tage später wie in einem Drogenrausch war. Ich fühlte mich frei, so wahnsinnig gut, so abgehoben ... Ich hatte los-gelassen und mein Körper hat verdammt gute Arbeit geleistet. Ich hatte wirklich die Idee, wenigstens dieses eine Mal sollte ich ihn wirklich in Ruhe lassen, denn er würde es schon richtig machen. Und dieses Vertrauen in meinen Körper hatte ich seit Jahren verloren. Da war es wieder! Ein Urvertrauen, dass der eigene Körper nicht der Feind ist, den man bekämpfen muss, sondern mein Freund, mein Partner, mit dem ich gemeinsam durchs Leben gehe. Und seitdem ist dieser Hass auf mich so viel weniger geworden. Wenn ich zusehe, wie Leon an meiner Brust trinkt, und ich dieses Wunder jeden Tag mit ansehen kann, wie kann ich da noch meinen Körper weiter quälen? Wie kann ich mich da aushungern oder mich so hassen?

Alles, was vor der Geburt kam, mit der Begegnung mit Michael angefangen bis jetzt, war Stück für Stück der Weg gewesen, den ich gehen musste, um jetzt endlich Frieden mit mir zu schließen.

Auch wenn ich nach wie vor Stimmungsschwankungen habe oder auch ab und zu mal kotze, weil ich plötzlich in alte Denkweisen zurückfalle, seit der Geburt von Leon habe ich aufgehört, mein Leben mit Fressen und Kotzen zu verbringen. Ich habe meine innere Leere mit wunderbaren Dingen aufgefüllt und ich muss zugeben, mit einem Baby hat man rund um die Uhr so viel Beschäftigung, dass es einem nicht langweilig wird.

Ich hatte es mir immer so vorgestellt, dass im besten Fall mein Kind mich so beschäftigen würde, dass ich auch einfach keine Zeit mehr zum Fressen haben würde und genau so ist es auch gekommen. Dazu kamen die Nächte, weil mein kleiner Frechdachs mir mit seinen durchwachten Nächten und seiner Angewohnheit, alle drei Stunden aufzuwachen, es auch tatsächlich nicht ermöglichte, in Tiefschlaf zu fallen und Albträume zu haben. Leon schaffte es also auf ganzer Linie, seine Mami zu fordern und anderweitig so auszupowern, dass ich fürs Kotzen viel zu k.o. war.

Aber es war so wichtig gewesen, dass ich all das als so positiv empfunden habe. Ich wollte es genau so. Ich denke, ansonsten hätte ich womöglich meinen Frust an dem Baby ausgelassen. Aber bei mir ging es auf. Ich hatte kein Bedürfnis mehr nach Fressen und Kotzen. Und nach ein paar Wochen kotzfrei war auch der Kreislauf der Gewohnheit durchbrochen. Alles, was ich nur für mich nie geschafft hätte, klappte für meinen Sohn. Ich selber war mir zu unwichtig, um gut für mich zu sorgen. Aber jetzt, nach diesem Wunder der Geburt und mit der grenzenlosen Liebe zu meinem Kind, konnte ich mich endlich in Ruhe lassen. Vielleicht hatte ich aber auch endlich meine Position im Leben gefunden. Ich machte mir keinen Kopf mehr um Karriere oder darum, was ich Tolles aus meinem Leben machen sollte. Ich war Mama, seit Ende 2002 auch Ehefrau und das reichte mir. Ich war endlich angekommen.

Zweieinhalb Jahre später kam mein zweiter Sohn Kay auf die Welt und jetzt ist meine Familie endlich komplett.

Meine Geschichte beginnt mit dem Tod meines geliebten Pferdes und endet mit der Geburt meiner beiden Kinder.

Die Zeit dazwischen war hart und ich möchte sie nicht noch einmal durchmachen müssen. Letztendlich habe ich mich nie unterkriegen lassen und hatte an einigen Stellen vielleicht auch einfach nur Glück.

Aber ich bleibe der festen Überzeugung, dass ein jeder Mensch sein Leben und seinen Weg selber in der Hand hat. Niemand wird als Opfer geboren. Es gibt auch keine Bestimmung oder so etwas wie das Schicksal, dem man nicht entkommt. Vielleicht schreien manche Menschen beim Elend lauter hier, andere erlauben sich mehr Freude und Glück. Aber letztendlich sind wir alle, jeder für sich selber, dafür verantwortlich, was mit uns und aus unserem Leben wird. Auch heute noch habe ich das Gefühl, dass ich nicht glücklich sein darf und dass ich jedes Mal, wenn ein paar Tage friedlich und schön und vor allem glücklich waren, dafür wieder richtig leiden werde. Aber genau das ist mein Spiel, das mich in diesem Kreislauf auch gefangen hält.

Mein Mann versucht schon seit Jahren, mir klar zu machen, dass auch ich einfach nur gut gelaunt sein kann, dass es nicht stimmt, dass nach jedem Hoch unweigerlich ein Tief kommen muss ... Aber so ist es für mich und mittlerweile muss ich fast schon lachen, wenn ich mir wieder aus dem Nichts heraus Probleme mache, die mich tieftraurig und verzweifelt Stunde um Stunde frustriert sein lassen. Tatsache bleibt, dass ich mir das selber antue, dass ich diejenige bin, die sich da herein dreht, aber eben auch wieder aus dem Elend aussteigen kann.

Und genau das ist der Schlüssel! Selber Verantwortung zu übernehmen, so hart es auch ist. Klar ist es einfacher, auf den lieben Gott zu schimpfen, weil er es so schlecht mit einem meint. Oder auf den Winter, weil er so trübe ist oder die Umstände, die einen am Boden halten. Oder die Eltern, die schlechten Gene usw. ...

Aber das ist nicht die Wahrheit. Und jeder, der von einer psychischen Krankheit geprägt ist, wird mir zustimmen, dass der Weg heraus nur funktioniert, wenn man aufhört, sich als Opfer zu sehen und erkennt, dass man selber, ganz alleine man selber, dafür verantwortlich ist, was mit einem passiert oder was man sich antut. Auch wenn es sich so oft so anfühlt, als würde man komplett die Kontrolle verlieren, als würde man versinken.

So ist es letztendlich doch gut, dass man »nur« psychisch krank ist. Weil man es selber in der Hand hat, ob man gesund wird oder nicht. Krebs kann man operieren, aber man kann auch daran sterben. Magersucht kann ich für mich heilen, das ist meine Entscheidung. Auch wenn der Weg hart ist und lange dauert.

Noch heute habe ich Probleme, Nähe einfach zuzulassen, stoße meine Lieben ab, um sie ein paar Stunden später wieder zwanghaft an mich zu ziehen. Aber wenn ich lese, was man im Internet so über Borderliner spricht, ist es erstaunlich, dass ich überhaupt in der Lage bin, seit zwölf Jahren eine Beziehung zu führen. Ich habe in einem Forum folgenden Tipp gelesen: Wenn du einen Menschen kennenlernst, der Borderliner ist, dann renne, so weit und so schnell du nur kannst ... das ist die einzige Lösung!

Das hat mich doch sehr erstaunt und ich konnte es kaum glauben, dass es tatsächlich so schlimm für den Partner sein sollte. Aber als auch eine Psychologin mich ganz erstaunt angeschaut hat, als ich ihr erzählte, dass ich verheiratet bin und das schon seit elf Jahren, da wurde mir klar, dass ich mit meinem Mann etwas doch sehr Erstaunliches geschafft und geschaffen habe. Auch meinen Jungs geht es gut. Manchmal habe ich Angst, dass ich meine Störung irgendwie auf sie übertrage ... aber dann schaue ich sie mir an und sehe, dass sie völlig normale, gesunde Kinder sind. Und jede Mutter fragt sich, ob sie es richtig macht, diese Frage können mir nur meine Jungs beantworten, wenn sie erwachsen sind.

Ich habe einige meiner, nach außen hin vielleicht »kranken«, Verhaltensweisen einfach beibehalten, weil ich mich so mag, wie ich jetzt bin. Ein bisschen verrückt, unberechenbar, melancholisch, gerne mal depressiv, aber leidenschaftlich und eine Vollblutspielerin. Das ist der Schlüssel, aus all den Gedanken und Empfindungen eine Mischung für sich zu finden, mit der man klar kommt. So viele Menschen haben mir schon gesagt, wie sehr sie mich für meinen Mut und meine Andersartigkeit bewundern, für meine Offenheit, mein liebes Wesen. Es ist nicht alles schlecht gewesen, ich habe daraus gelernt.

Das ist mir persönlich so wichtig, jedem, der es hören will, mit auf den Weg zu geben: Lerne, dich selber anzunehmen! Das klingt so oberflächlich oder einfach und ist doch so verdammt schwer. Weil nicht immer das rauskommt, was man sich selber vielleicht so gewünscht hat. Ich musste einige Dinge an mir annehmen, die mir selber nicht in den Kram passten. Ich bin lange nicht so liebenswert, wie ich vielleicht gerne wäre, ich kann verdammt zickig sein und rechthaberisch.

Ich bin schwach in Momenten, wo ich lieber Stärke zeigen würde. Ich habe Schwächen und ich bin nicht perfekt. Ich hatte einfach das Glück, einen Menschen zu treffen, der mich genau so liebt, wie ich bin und nicht so, wie ich glaube, sein zu müssen. Ich war vielleicht gut in der Schule und ich bin nicht gerade dumm, aber es kostet mich so viel Kraft und überfordert mich, ständig Leistung bringen zu müssen.

Also muss ich auf mich achten, ich kann keine Superkarriere starten, es gibt Tage, da bekomme ich gar nichts hin, dann wieder erledige ich zehn Dinge gleichzeitig. Das ist okay, auch wenn es am Anfang schwerfällt. Ich habe Vorlieben und Neigungen, die nicht immer für jeden zu verstehen sind. Ich bin ausgeflippt und dann wieder ganz bieder ... Was ich damit sagen will, ist: Man muss lernen, sich anzunehmen, aber nicht das ach so perfekte Bild, das man so gern für sich zeichnet, dieses Ideal, wie wir gern sein würden. Manchmal steckt etwas ganz anderes in uns, und das gilt es herauszufinden.

Wenn ich mich unterfordere, dann fangen die Schmerzen und die Müdigkeit an und ich werde schlecht gelaunt und maulig. Wenn ich mir zu viel zumute, dann dauert es nicht lange und ich bekomme meinen Heulflash und breche zusammen. Oder ich habe Hungerdruck oder Fressdruck. Da ist meine »Krankheit«, mein Frühwarnsystem, das mir hilft, bei mir zu bleiben, achtsam zu sein, wie meine Mama immer so gern sagt.

Ich kann noch immer nicht einfach eine Pizza essen, ich zähle immer noch Kalorien und versuche schlank zu bleiben. Aber ich mache wieder Sport, weil er mir Spaß macht und ich esse mit Genuss. Und ab und zu sitze ich einfach nur faul auf dem Sofa, obwohl es gerade massig an Arbeit zu tun gibt.

Mein tapferer Mann erträgt meine Launen ... Aber er bleibt dabei, er will es genau so. Er meinte schon mehrmals, ich bin auch nach elf Jahren Ehe so interessant wie am ersten Tag. Weil er nie weiß, welche Frau heute neben ihm aufwacht. Meine Launen wechseln, aber ich sehe das als ein »am Leben sein« an. Ich könnte nicht den ganzen Tag mit der gleichen Stimmung herumlaufen.

Und ich habe Glück gehabt. Mein Magen hat alles gut überstanden, so auch meine Speiseröhre. Auch meine Zähne haben die jahrelange Kotzerei mit täglich bis zu drei Fressanfällen gut überstanden. Mein Geldbeutel hat mehr gelitten, zirka 30.000 Euro hat mich meine Sucht gekostet. Aber es ist nur Geld, meine Gesundheit ist wichtiger. Denn eines ist zu hundert Prozent wieder da: Meine Lust am Leben.

Viele Leute fragen mich, warum ich denn nun essgestört bin/war und ganz ehrlich, ich weiß es immer noch nicht. Aber die Antwort ist auch nicht wichtig, ich habe irgendwann aufgehört, danach zu suchen oder danach zu fragen. Warum hat jemand Krebs, warum einen Herzinfarkt, warum stirbt ein kleines Kind mit drei Monaten einfach am Kindstod? Die Antwort ist nicht relevant im Kampf ums Überleben. Und es hilft auch nicht, immer wieder danach zu fragen, weil man dann wieder anfängt, sich als Opfer zu sehen. Warum ich, wie kann das sein, was habe ich verbrochen ...

Man muss es einfach akzeptieren, annehmen, und nach vorne schauen. Ich habe meine Theorien zu diesem »Warum«, aber das würde ein neues Buch werden. Und das muss jeder für sich selber herausfinden. Ich will mit diesem Buch einfach nur Mut machen, dass es sich lohnt zu kämpfen und dass es ein Leben NACH der Sucht gibt. Eines, für das es sich zu kämpfen lohnt!

Nachwort

Ich habe mir lange überlegt, wie ausführlich ich meine Geschichte schreiben soll, ob ich meine sexuellen Eskapaden so genau nennen und viele persönliche Dinge preisgeben soll. Ich bin zu dem Entschluss gekommen, dass es nötig ist, um die Krankheit zu verstehen. Weil eine Essstörung eben genau das nicht ist: auf Essen oder Nicht-Essen beschränkt. Psychosomatische Krankheiten beeinflussen den Charakter, das Verhalten, den ganzen Menschen, das Essen oder das Suchtmittel ist nur ein Symptom. Und weil immer noch zu viele Menschen meinen, man solle doch einfach wieder etwas essen, dann wäre doch alles gut, habe ich mich zu dieser Offenheit entschieden. Um deutlich zu machen, wie tiefgreifend und umfassend die Sucht mein Leben beeinflusst hat, wie selbstzerstörerisch und eigenartig ich mich verhalten habe.

Ich spreche absichtlich von Fressen und Kotzen, da es genau das ist. Ein Alkoholiker trinkt auch nicht, er säuft. Und ein Bulimiker isst und erbricht sich nicht, er frisst und kotzt. Da ist nichts Ästhetisches dran, nichts, wozu man andere Menschen gerne zu einladen würde.

Außerdem ist es ein Teil meines Wesens, die Dinge beim Namen zu nennen, auch ein bisschen exhibitionistisch zu sein. Aufmerksamkeit damit zu bekommen, indem man anders ist. Heute habe ich das in andere Bahnen gelenkt. Wenn ich eine Phase habe, in der ich Aufmerksamkeit und Andersartigkeit möchte, hungere ich mich nicht mehr halb zu Tode, nur um allen zu zeigen »Schaut her, ich bin anders«. Nein, ich lasse mich tätowieren, färbe mir die Haare oder trage ausgefallene Klamotten. Zu der Geburt meines zweiten Sohnes habe ich mir eine Glatze rasiert, damit war ich definitiv Gesprächsthema.

Auf solche Phasen folgen dann wiederum ganz ruhige Wochen, in denen ich einfach nur normal sein will, auch das habe ich mittlerweile akzeptiert. Dann laufe ich im Jogginganzug herum, lese ein Buch und verziehe mich in meine vier Wände. Und genau das habe ich gemeint damit, dass man lernen muss, sich selber zu akzeptieren und zu nehmen, wie man gerade ist. Dass man versuchen muss, allen seinen Seiten genug Raum zu geben. Auch wenn ich immer so schreckliche Angst hatte, dass ich womöglich niemals mit dem Weinen aufhören würde, wenn ich nicht dagegen vorgehe, stimmt das nicht. Wenn man der Trauer ihren Raum gibt, dann hat man irgendwann tatsächlich ausgeweint. Nur darf man sich nicht dagegen wehren.

Ich bin traurig, gut, dann weine ich eben oder stiere melancholisch aus dem Fenster. Irgendwann kommt eines meiner Kinder und lenkt mich ab; wenn ich das will. Wenn nicht, weine ich eben weiter. Irgendwann höre ich von alleine auf und dann ist Platz für ein neues Gefühl. Auch die Angst, wenn ich normal essen würde, könnte ich nicht aufhören, weil mein Sättigungsgefühl nicht mehr funktioniert, ist Quatsch!

Es ist tatsächlich ein Unterschied, ob ich einen Fressanfall habe, dann gibt es kein »satt«, oder ob ich normal esse, denn da setzt wie bei jedem anderen auch irgendwann ein Stopp ein und ich kann ohne Probleme aufhören. Manchmal ist das später als mir lieb ist. Ich trinke nach wie vor noch sehr viel beim Essen, um weniger Platz im Magen zu lassen für Essen. Aber ich kann ein Stück Kuchen essen und aufhören! Und ich habe auch nicht bis ins Unendliche zugenommen. Mein Körper hat ein Wohlfühlgewicht und bei normalem Essen und normaler Bewegung pendelt sich mein Gewicht darauf wirklich ein!

Manche Gelüste und Verhaltensweisen muss man sich abtrainieren, umlenken auf lebensbejahende Dinge. Manche Dinge brauchen ihren Raum so wie sie sind. Und die richtige Mischung zu finden, ist die Kunst. Das dauert tatsächlich Jahre. Aber der Erfolg kommt ebenfalls mit jedem weiteren Schritt. Man muss nicht erst alles richtigmachen, um Veränderungen zu merken. So habe ich recht schnell mein krankes Essverhalten in den Griff bekommen, mit meinen Stimmungsschwankungen habe ich bis heute noch zu tun.

Aber die Richtung stimmt und dieses Buch hat mir geholfen, noch einmal alles Revue passieren zu lassen. Auch wenn es mich an einigen Tagen doch wieder sehr mitgenommen hat, mich gebeutelt hat, so war es doch für mich eine faszinierende Reise in die Vergangenheit und ich sehe heute, wie weit ich schon gekommen bin. Egal, ob selber betroffen, Angehöriger oder einfach nur interessiert an meiner Geschichte und der Essstörung, wenn ich auch nur einem von Euch Hoffnung machen konnte, dann hat sich nicht nur das Buch, sondern auch mein Leidensweg gelohnt.

Danksagung

Ich möchte mich vor allem bei meinem Mann bedanken, der mich jetzt schon seit zwölf Jahren durchs Leben begleitet und nicht müde wird, mir beizustehen und mir seine Liebe zu schenken. Und bei meinen Kindern, die mich ausgesucht haben, zu mir gekommen sind, die mein Leben so wahnsinnig bereichern und mir den Sinn im Leben geben, den ich so lange gesucht habe.

Und bei meinen Eltern, die auch heute noch mit mir sprechen und mich lieben, die in der schlimmen Zeit bei mir waren und mich unterstützt haben, auch wenn es verdammt schwer war!

Bei meinem leiblichen Vater, der mir letztendlich den Arschtritt gegeben hat, mich hinzusetzten und endlich meine Geschichte aufzuschreiben. Und bei der besten Freundin, meiner Mutter, die sich die wahnsinnige Mühe gemacht hat und mein Buch lektoriert hat.

Ich liebe euch alle, vielen Dank!

Veröffentlichungen des Franzius Verlages:

<u>Romane</u>

„Rich & Mysterious – Der Niagara-Fall"
(Kriminalroman)
Von Neal Skye
ISBN 978-3-96050-002-5

„Eine fast unanständige Frau"
Von Andi LaPatt
ISBN 978-3-945509-56-2

„Seelenverwandt – und warum sie IHN haben muss"
Von Andi LaPatt
ISBN 978-3-96050-015-5

„Seniorentango"
Von Andi LaPatt
ISBN 978-3-96050-021-6

„Lebensgeflüster"
Von Andi LaPatt
ISBN 978-3-96050-081-0

„Das Lied des Wüstenvogels - Eine wahre Lebensgeschichte"
Von Michael Krause-Blassl
ISBN 978-3-96050-035-3

„Der Götter Wahnsinn", **Band 1 der Vitágua Trilogie**
Von Marie L. Vitágua
ISBN 978-3-945509-68-5

„Die verbotene Macht", **Band 2 der Vitágua Trilogie**
Von Marie L. Vitágua
ISBN 978-3-945509-72-2

„Interdimensional – Die Hohepriesterin"
Von Marie L. Vitágua
ISBN 978-3-945509-74-6

„Reptiloide – Die Zefirayn"
Von Marie L. Vitágua
ISBN 978-3-960500-11-7

„Die Codices der Liebe"
Herausgegeben von Marie L. Vitágua
ISBN 978-3-945509-77-7

„Die verschwundene Welt des James Barkley"
Von Uwe Woitzig
ISBN 978-3-945509-37-1

„Herbstregen - Aufzeichnung einer Nicht-Sesshaften"
Von Uschi Hammes,
ISBN 978-3-945509-84-5

„Liebe und Ruhm – Love and Glory"
Von Uwe Woitzig
ISBN 978-3-945509-34-0

„Nicht nur, weil ich grün bin"
Von Anselm F. Wunderer
ISBN 978-3-945509-96-8

„Stärke und Mut"
Von Frank Bergmann
ISBN 978-3-945509-86-9

„Wind in ihren Haaren"
Von Petra Liermann
ISBN 978-3-96050-013-1

„Liebe und Gewalt - Wahre Begebenheiten der Leser von „Sand in ihren Schuhen""
Von Petra Liermann
ISBN 978-3-96050-038-4 (eBook)

„Der Lärm der Stille und der Wunsch nach Freiheit"
Von Paul Fenzl
ISBN 978-3-96050-029-2

„Wie ein weißes Blatt Papier"
Von Hanne Sinn
ISBN 978-3-96050-027-8

„Das Vermächtnis der Bücher"
Von Harald Kugler
ISBN 978-3-96050-043-8

„Kate - Eine Göttin auf Erden", Band 1 der „Kate"-Reihe
Von Perry Payne
ISBN 978-3-96050-049-0

„Kate - Die letzte Göttin, Teil 2", Band 2 der „Kate"-Reihe
Von Perry Payne
ISBN 978-3-96050-057-5

„Louise & Alexandre"
Von Rita Embalo
ISBN 978-3-96050-055-1

„Endlich Rentner"
Von Rita Embalo
ISBN 978-3-96050-065-0

„Und tschüss – Auf nach Kreta"
Von Sigrid Wohlgemuth
ISBN 978-3-96050-041-4

„Die Weltverbesserinnen® - Eine Geschichte aus Neuseeland"
Von Hans-Jürgen Geese
ISBN 978-3-96050-063-6

„Ruhm ist meine Droge - Jacques Louis David (1748 - 1825)"
Historischer Roman
Von Lothar Komos
ISBN 978-3-96050-059-9

„Der dunkle Baron"
Von Mirjam Wyser
ISBN 978-3-96050-079-7

„Geschichten für die Seele – Band 1" (Illustriert)
Ein Geschenkband für Erwachsene und Kinder
Von Helga Koster
ISBN 978-3-96050-045-2

Biografien

„Sand in ihren Schuhen"
Von Petra Liermann
ISBN 978-3-945509-30-2

„Die Schatten des Glücks –
Liebe, Sex und sonstige Katastrophen"
Von Uwe Woitzig
ISBN 978-3-945509-33-3

Kinder- und Jugendbücher

„Die Siegel Asinjas
Darya-ye Noor – Ozean des Lichts - Teil 1"
Von AndiLaPatt
ISBN 978-3-945509-66-1

„Nela und der weiße Falke", Band 1 der „Nela"-Reihe
Von Yngra Wieland
ISBN 978-3-945509-88-3

„Nela und das blaue Amulett", Band 2 der „Nela"-Reihe
Von Yngra Wieland
ISBN 978-3-96050-019-3

„SEL-DAH: Jenseits der Traumwelt Teil 1" (Illustriert)
Von Mantra Galactika
ISBN 978-3-96050-110-7

„Kikibu – Der kleine Affe aus dem Regenwald" (Illustriert)
Von Mirjam Wyser
ISBN 978-3-945509-24-1

„Das Krugelmonster" (Illustriert)
Von Mirjam Wyser
ISBN 978-3-945509-38-8

„Pamelo und die alte Lokomotive" (Illustriert)
Von Mirjam Wyser
ISBN 978-3-945509-48-7

„Der goldene Schwan und das verzauberte Schloss" (Illustriert)
Von Mirjam Wyser
ISBN 978-3-945509-61-6

„Der weise Zauberer: Traumreise ins Zauberland" (Illustriert)
Von Mirjam Wyser
ISBN 978-3-96050-031-5

„Meister Bakumi und sein Wolkenschiff" (Illustriert)
Von Mirjam Wyser
ISBN 978-3-96050-025-4

„Im Traumland mit den Feen Serafina und Viola" (Illustriert)
Von Mirjam Wyser
ISBN 978-3-96050-051-3

„Acello und sein geflügeltes Pferd", Band 1 der „Acello"-Reihe
Von Mirjam Wyser
ISBN 978-3-96050-083-4

„Acello und die Mistelband", Band 2 der „Acello"-Reihe
Von Mirjam Wyser
ISBN 978-3-96050-097-1

„Wo sind die Farben – Eine schwarz-weiße Welt wird bunt"
Von Anita von Ah und Katrin von Ah-Tschirky
ISBN 978-3-96050-069-8

„Der Gulp" (Illustriert), Band 1 der "Gulp"-Geschichten
Von Heinz Flischikowski
ISBN 978-3-96050-004-9

„Der Gulp trifft Trox, den bösen Gnom" Band 2
Von Heinz Flischikowski
ISBN 978-3-96050-073-5

„Das verwünschte Känguru"
Von Simone Weber
ISBN 978-3-945509-63-0

„Kalte Liebe Teil 1 – Dimensionen"
Von Olcay Iren Dinc
ISBN 978-3-945509-17-3

Sachbücher und Ratgeber

„2015 - Wer wir sind, wo wir stehen und wohin wir gehen"
Von Petra Liermann
ISBN 978-3-945509-31-9

„Weiblichkeit leben - Zurück in die Steinzeit oder vorwärts in ein neues Leben?"
Von Petra Liermann
ISBN 978-3-96050-067-4

„Auf Glückskurs: Die Reise zum Glück"
Von Pascale Jossi
ISBN 978-3-945509-93-7

„Dein Einstieg ins Übersinnliche: Trance Healing Teil 1"
Von Hans Peter van de Velde
ISBN 978-3-945509-40-1

„Deine Entwicklung im Übersinnlichen: Trance Healing Teil 2"
Von Hans Peter Van de Velde
ISBN 978-3-945509-52-4

„Der Weg - Gabe, Mut und Kraft"
Von Sophie Opal
ISBN 978-3-945509-20-3

„Emotionale Freiheit: Teil 1: Das Rumpelstilzchenprinzip"
Von Biggi Berchtold
ISBN 978-3-945509-80-7

„Grundlagen der Weltenphilosophie"
Von Andreas Herteux
ISBN 978-3-945509-02-9

„Elternratgeber - Kinder selbstbewusst begleiten - Wie Eltern die "copy-paste-Falle" vermeiden"
Von Yngra Wieland
ISBN 978-3-96050-017-9